Sonja Funke
Fische gegen Krebs

Sonja Funke

Fische gegen Krebs

Die Krankheit, mein Leben und ich

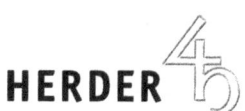

HERDER

FREIBURG · BASEL · WIEN

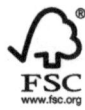

MIX
Papier aus verantwor-
tungsvollen Quellen
FSC® C083411

© Verlag Herder GmbH, Freiburg im Breisgau 2014
Alle Rechte vorbehalten
www.herder.de

Satz: Layoutsatz Kendlinger Mediendesign, Freiburg
Herstellung: CPI books GmbH, Leck

Printed in Germany

ISBN 978-3-451-31235-9

„Es sind nicht immer die Lauten stark,
nur weil sie lautstark sind.
Es gibt so viele, denen das Leben
ganz leise viel echter gelingt"

KONSTANTIN WECKER

Inhalt

1. Träume, Hoffnungen, Wünsche

Mein Freund, seine Kinder und ich

Mein Freund, seine Kinder und ich sind in der Stadt. Mein Freund und sein Sohn müssen etwas besorgen. Sie brauchen etwa zwanzig Minuten. Die Männer ziehen los. Wir Mädels sollen uns die Zeit vertreiben. Wir stehen mitten in der Fußgängerzone. Hanna sieht mich an. „Was machen wir jetzt?" Ich sehe Hanna an. Was tut man mit einer Achtjährigen zwanzig Minuten in der Innenstadt? Ich habe keine Ahnung. „Hmm. Wozu hast du denn Lust?" Sie vergräbt die Hände tief in den Jackentaschen, zieht die Schultern hoch: „Keine Ahnung!" Kein Wunder. „Wir können ja auf ein Hochhaus fahren und schauen, wie weit man von dort oben gucken kann." „Au ja." Es klingt wenig begeistert. Um uns herum ist es voll, hektisch und ungemütlich. Kaffee trinken? Zu H&M? In einen Buchladen? Vermutlich alles wenig erbauliche Vorschläge für ein Kind. Plötzlich habe ich eine Idee. „Komm mit", sage ich und ziehe Hanna am Arm. „Ich zeig dir was." „Waaas?", fragt sie leicht genervt. „Einen meiner Lieblingsplätze in der Stadt." Sie guckt kritisch. Ich ziehe sie um zwei Häuserecken und schiebe sie durch ein Tor. Mitten hinein in den Hinterhof einer Kirche, gleich bei der Fußgängerzone. Dort im Hof stehen ein paar Bänke, ein Marienbild, Kerzen zum Anzünden. Der Lärm der Stadt prallt an den Mauern des Kirchhofs ab. Es ist friedlich. Hanna staunt. Sie will eine Kerze anzünden. Ich sage ihr, dass sie sich dabei etwas wünschen soll. „Geht das dann in Erfüllung?" „Bestimmt!" „Gehen wir auch in die Kirche?" Nun staune ich. An der Tür ein

Handy-Verbotsschild: „Gott erreicht dich ohne Worte." Schnell stelle ich den Klingelton ab – und rein. Drinnen beginnt gerade eine Messe. Wir bleiben stehen. Hanna zieht mich am Arm und drückt sich auf eine Holzbank. Wir lauschen der Orgelmusik. „Darf ich ein Gesangbuch holen?", flüstert sie. Klar. Während Hanna das Buch holt, schaue ich verstohlen auf mein Handy. Mist. Drei unterdrückte Anrufe und zwei SMS vom Freund. „Wo seid ihr?!" Was soll ich tun? Hanna drückt sich gerade wieder neben mich auf die Bank, hält mir das aufgeschlagene Buch unter die Nase. „Sing!" Ich singe. Während ich singe, fange ich an zu überlegen. Beim Freund scheint es dringend zu sein. Wenn ich vielleicht das Telefon in den Mantelärmel ... und dann ganz leise spreche ... während alle singen ...? Nein. Nicht gut, denke ich. Neben mir steht Hanna und singt aus voller Kehle mit. Sie hat offensichtlich Spaß. Das Handy vibriert. Neue SMS. „Wo seid ihr denn? Ich erreich euch nicht", simst der Freund. Ich blicke mich verstohlen um. „In der Kirche", simse ich. Die alte Dame neben mir sieht mich an. Ertappt. Ich werde knallrot und lasse das Telefon in meiner Jacke verschwinden. Ich fühle mich, als hätte ich einen Lippenstift geklaut. Kommt man ins Fegefeuer, wenn man im Gotteshaus eine SMS verschickt? Hanna blickt mich an. Sie singt weiter. Inbrünstig. Ich atme tief durch. Das Telefon vibriert schon wieder. Ich versuche, es zu ignorieren. Das gelingt mir exakt drei Sekunden. „Woooo seid ihr???", simst der Freund. „Wann können wir uns treffen?" Mir ist heiß. Ich bin hin- und hergerissen. Zwischen dem Kind, das selig singend neben mir steht, dem Freund, der es offenbar eilig hat, und dem drohenden Fegefeuer. Was tun? Hanna singt, der Freund simst, und ich schwitze. Endlich ist das Lied zu Ende. Hanna stößt mich an. „Guck mal", flüstert sie. „Lass uns gehen", flüstere ich zurück und ziehe an ihrer Hand. „Aber guck mal!", flüstert sie. „Komm", sage ich und stoße sie an. Sie rührt sich nicht. Sie starrt nach rechts. „DA!", sagt sie eindringlich und etwas zu laut in die gerade totenstille Kirche: „Da ist einer von den sieben Zwergen!" Ich bleibe stehen. Drehe mich um und sehe ein bärtiges Gesicht. Dort drüben steht ein Kapuzinermönch.

„Ich bin ganz sicher: Es ist nichts ..."

Ich sitze beim Frauenarzt. Routineuntersuchung. Ultraschall vom Unterleib. „Oh, da haben Sie ..." „Ja?" „... eine kleine Zyste." „Zyste?" „Ja, an den Eierstöcken." Zyste? An den Eierstöcken? „Na ja, das kann man schon mal haben. Das ist nicht schlimm, das kann man ruhig so lassen." Ich will keine Zyste, ich will ein Kind! „Bin ich schwanger?" „Nein." Wie nein? Der Eisprung! Das ist sicher der Eisprung. Schließlich habe ich immer kräftig mitgezählt – es muss der Eisprung sein. Ich weiß es genau. Aber wieso erkennt er den denn nicht? Als Frauenarzt? Das müsste er doch sehen. Der muss doch einen Eisprung von einer Zyste unterscheiden können. Komisch. Vielleicht hat er nicht so genau hingeschaut.

Es geht schon weiter. Ultraschalluntersuchung der Brust. Rechte Seite. „Alles in Ordnung, alles wunderbar", sagt er und kurvt inzwischen mit dem Ultraschalldings über die linke Brust. Glitschig, dieses Glibbergel. Und kalt. „Ist auch alles wunder-" Er hat das Wort schon halb ausgesprochen, dann stockt er. „Was ist das denn?" Er tastet nochmal, guckt, tastet, fährt nochmal mit dem Ultraschall hin und her. Guckt. Tastet. Ultraschall. „Nee. Ist auch alles in Ordnung, ist auch wunderbar. Ein bisschen verdicktes Gewebe. Kann man schon mal haben. Ist alles kein Problem, alles in Ordnung."

Nachdenklich gehe ich nach Hause. Zweimal „Kann man schon mal haben" in einer Untersuchung finde ich ein bisschen viel. Einmal stutzen – okay. Aber zweimal? Ich weiß nicht. Vielleicht gehe ich doch lieber noch mal zu einer anderen Ärztin?

Bisher fand ich den Arzt gut. Er ist ein angesehener Frauenarzt, das weiß ich sicher. Aber – und auch das ist sicher – er hört inzwischen ziemlich schlecht. Das ist mir nicht nur bei dieser Untersuchung wieder aufgefallen, auch bei den vorherigen Untersuchungen hatte ich schon den Eindruck, dass ich sehr laut und langsam sprechen muss. Ist ja auch nicht schlimm. Wird halt auch immer älter, der Gute. Aber vielleicht sieht er auch einfach nicht mehr so gut?

Ich entschließe mich, noch zu einer anderen Frauenärztin zu gehen. Bei meinem Hausarzt in der Praxis ist eh eine, und ich habe schon öfter gedacht, dass es eigentlich ziemlich praktisch wäre, alles in einem Haus zu haben. Dann könnte ich die Termine gleich hintereinander machen und müsste nicht immer quer durch die halbe Stadt und in unterschiedliche Richtungen fahren, wenn ich mal zum Arzt will. Vielleicht ließe sich das dann sogar in der Mittagspause erledigen. Ich nutze die Gelegenheit, um diese Ärztin zu testen.

Ich erzähle ihr von der vorangegangenen Untersuchung. Sie kennt den Arzt, bekräftigt seine Kompetenz und wiederholt die Ultraschalluntersuchung. „Also, ich bin mir eigentlich auch sicher, dass da nichts ist. Das ist alles in Ordnung. Aber ich bin ja jetzt hier schon der Check-up. Und um wirklich ganz, ganz sicher zu gehen … –, also, ich würde sagen, zu 98 Prozent, das ist alles in Ordnung." Sie guckt noch einmal genau auf das Ultraschallbild und dreht den Bildschirm so, dass ich es sehen kann. Ich erkenne gar nichts. „Also da", sie drückt mit dem Ultraschalldings auf meiner Brust rum, „da ist was, da sehe ich was. Aber ich bin mir sicher, dass das nichts Schlimmes ist. Aber das ist …, nur weil ich jetzt hier schon der Gegencheck bin – …, also wenn Sie jetzt bei mir zum ersten Mal wären, würde ich auch sagen, ist alles in Ordnung. Aber weil ich jetzt hier schon die Kontrollperson bin, schicke ich Sie noch mal zur Mammographie. Gehen Sie doch mal kurz eben gegenüber in das Gebäude." Sie zeigt aus dem Fenster auf das gegenüberliegende Haus. „In der Praxis gegenüber ist eine Mammographie, machen Sie die mal eben. Ich rufe an, dass Sie heute drankommen. Aber gehen Sie nur zu Frau Doktor Sachs. Sagen Sie, ich hätte Sie geschickt, und bestehen Sie darauf, zu Doktor Sachs zu kommen."

Also latsche ich gegenüber in die Praxis. Dass ich meine Mittagspause so dermaßen überziehe, war nicht abgesprochen. Ich habe ein schlechtes Gewissen. Kurzer Anruf in der Redaktion. Dort ist heute viel zu tun, und die Stimmung ist nicht gut. Meine ausgedehnte Mittagspause trägt nicht zur Verbesserung der Lage bei. Mist. Bestimmt gibt es Stunk, wenn ich nachher zurückkomme. Aber das muss jetzt sein. Ich sitze in der Praxis und warte. Ewig. Das Wartezimmer ist voll. Ich warte, warte, warte. Nach einer gefühlten Ewigkeit frage ich die Dame an der Rezeption, wie lange es denn wohl ungefähr dauern wird, bis ich drankomme. „Sie sind doch erst seit zehn Minuten da. Ein bisschen Geduld brauchen Sie schon." Die Ärztin sei grad in der Mittagspause. Wenn sie zurückkomme, sei erst noch eine andere Patientin dran. Was? Und die Untersuchung selbst? Woher sie das denn wissen solle? Ja, woher eigentlich. Aber wie lange so Mammographien halt sonst so üblicherweise dauern? Vierzig Minuten. Oder so. Huch! So lange? Ja, klar, die Bilder müssen erst einmal gemacht werden. Ich setze mich wieder ins Wartezimmer. Zappel auf meinem Stuhl hin und her. Und warte. Tief ein- und ausatmen. Meine Fußspitzen trommeln auf den Boden. Nach dreieinhalb Minuten beschließe ich: So geht das nicht. Ich will einen anderen Termin. Ich kann jetzt nicht untätig hier rumsitzen, und in der Redaktion ist die Hölle los. Das gibt dort einen Riesenärger, wenn ich statt dreißig Minuten drei Stunden Mittagspause mache. „Aber Sie sollten doch …" „Ja, ja, aber jetzt muss ich halt eben gehen, und ich komm später nochmal wieder. Am späten Nachmittag. Oder morgen. Aber jetzt muss ich zurück zur Arbeit." Im Laufschritt flitze ich ins Büro – leider bin ich nicht vor dem Anpfiff der Kollegen zurück.

Irgendwie finden Doktor Sachs und ich in den nächsten Tagen dann doch zusammen. Auch sie macht noch mal Ultraschall. „Ich bin mir ganz sicher", sagt sie. „Da brauchen Sie sich überhaupt keine Sorgen zu machen, da ist gar nichts. Das ist alles in Ordnung. Aber wir machen jetzt, wo Sie schon mal da sind – und Sie sind ja auch schon 37 – machen wir mal halt doch noch mal eine Mammographie." Was? Schon 37? Das ist ja frech! „Wo ich doch schon mal da bin", echoe ich und füge in Gedanken hinzu: „Wo ich doch schon mal Privatpatientin bin …" Also machen wir eine Mammographie.

Kurze Zeit später sitzt Frau Doktor Sachs mir wieder gegenüber und lächelt. Sie zeigt mir die Mammographiebilder und deutet auf ein paar weiße Pünktchen. „Die Röntgenstrahlen, mit denen die Mammographie gemacht wird, zeigen andere Dinge als der Ultraschall. Deswegen macht man zur Abklärung häufig eine Mammographie. Genauen Aufschluss gibt nur die Kombination beider Methoden." Sie zeigt auf das

Röntgenbild: „Diese kleinen weißen Pünktchen hier, das ist Mikrokalk. Das ist nicht schlimm, aber den sollte man mal entfernen." Ich schaue sie fragend an. Sie antwortet: „Also es ist so: Dass ich hier so verdicktes Gewebe sehe, das ist überhaupt nichts Schlimmes." Sie deutet auf ein hellgraues Irgendwas. Ich kann auf dem Bild ohnehin gar nichts erkennen. Es könnte genauso gut mein Magen oder mein linker Fuß sein, den sie mir da zeigt. „Und es gibt hier so Mikrokalk. Und jetzt müsste man abklären, ob das deckungsgleich ist oder nicht. Und wenn das nicht deckungsgleich ist, dann ist alles in Ordnung. Wenn es aber deckungsgleich ist, dann müsste man gucken, was das genau ist. Aber da geht es auch nur um den Mikrokalk, und den müsste man dann eventuell rausnehmen – damit der gar nicht erst bösartig werden könnte. Irgendwann einmal …" Okay. „Was soll ich jetzt tun?" Ich soll eine Kernspintomographie machen. Ja, okay, dann mache ich das halt. „Aber nur in der Klinik an der Soundso-Allee. Und nur bei Doktor Soundso." Ist klar, denke ich. Ihr kennt euch doch alle und reicht euch hier schön die Privatpatienten rum. Das ist doch Privatpatienten-Melken hier! Aber na ja, mach ich das halt.

Nun habe ich einen Kernspin machen lassen. Bei Doktor Soundso in der Praxis an der Soundso-Allee. Gerade warte ich auf das Ergebnis. Ein netter Pfleger hat sich sehr gefühlvoll nach meinem Befinden erkundigt. Der ist ja rührend. Mir ist kalt, sonst ist alles okay. Er führt mich ins Besprechungszimmer, der Arzt kommt gleich. Bis gleich dauert es ziemlich lange, und als Doktor Soundso dann endlich erscheint, erklärt er mir sehr nüchtern, sehr unsensibel und mit einem Schwall von Fremdwörtern den Befund. Ich verstehe kein

Wort. Der Arzt guckt mich an. Ich gucke zurück. „Bitte?" Er wiederholt seine Ausführungen mit denselben medizinischen Fachbegriffen. Ich verstehe noch immer kein Wort. „Verstehe ich nicht." Er verdreht die Augen. Er verdreht tatsächlich die Augen! Das kann ja wohl nicht wahr sein! Was für eine Unverschämtheit! „Können Sie es mir bitte noch mal erklären?" Ich versuche ein Lächeln. Es misslingt. Er wiederholt dieselben Fachbegriffe, nun etwas langsamer und lauter. Ich bin weder schwerhörig noch blöd, aber ich verstehe kein Wort. „Hamse kapiert?" Bitte was? Was ist denn das für ein Ton? „Nein", sage ich scharf. Inzwischen ist er deutlich gereizt. Ich allerdings auch. Er setzt an, mir zum vierten Mal seine medizinischen Vokabeln herunterzuleiern. „Da ich zwischen Ihren Ausführungen kein Medizinstudium absolviert habe, werde ich die Wiederholung Ihrer Fachbegriffe auch jetzt nicht verstehen können." Ich werde wütend. Als Redakteurin bin ich es zwar gewohnt, nachzufragen, wenn ich etwas nicht begriffen habe – gerne auch mehrmals –, aber das hier geht eindeutig zu weit. Ich versuche, ruhig und freundlich zu bleiben. „Was heißt das denn?" Doktor Soundso blickt mich scharf an, schnappt sich ein Blatt und einen Stift und malt zwei große Us auf das Papier. „Das hier sind Ihre Brüste." Aha. Er malt den beiden Us zwei kleine Kringel. Die Brustwarzen. Er blickt mich herausfordernd an. Ich fass es nicht. Er grinst. „Und das hier", er macht ein Kreuz in eines der Us, „ist die Stelle, um die es geht. Hier." „Ja", sage ich. „Und was heißt das nun?" Es folgt erneut ein Schwall medizinischer Fachbegriffe. „Ham Sie's jetzt kapiert?" Ich schaue ungläubig. Er leiert genervt noch einmal seine Vokabeln herunter und piekst mit seinem Kugelschreiber auf dem gemalten Kreuz in dem linken U herum. Ich versuche zu erahnen, was der Mann mir sagen will. „Sie gucken mich an wie ein Auto. Sie verstehen ja überhaupt nichts", sagt er gerade. Ich glaub, es hackt! Jetzt reicht's mir. „Nein, natürlich verstehe ich nichts. Ist ja auch nicht mein Fachgebiet. Aber nur um das hier richtig verstanden zu haben: Dieses kleine Dings", ich deute auf das Kernspin-Bild, das auf dem Tisch liegt, „das muss man jetzt nochmal untersuchen und dann notfalls entfernen, damit das nicht bösartig wird? Richtig?" Doktor Soundso lehnt sich zurück und lächelt jovial: „Na – dat kann auch schon 'nen Tumor sein." Wie bitte? Der hat sie ja wohl nicht mehr alle. „Also, muss nicht", schränkt er gerade ein, „aber kann." Was für ein Typ! Ich packe meine Sachen und rege mich den Rest des Tages über diesen Arzt auf. Über seine unverschämte, schnodderige Art, die herablassende Arroganz. Ich solle eine Biopsie machen, also eine Gewebeprobe entnehmen lassen, hat er mir noch mit auf den Weg gegeben. Ja, ja, denke ich mir. Ist schon klar. Gewebeprobe. Aber nur bei Doktor …, denke ich weiter. Super! Gehe ich halt noch mal einen glücklich machen, was soll's. Wehe, die erheben nicht ihr Glas auf mich, bei ihrem nächsten Ärztestammtisch.

Ich will zurück zur Frauenärztin und mit ihr besprechen, wie es weitergeht. Geht aber nicht. Sie ist im Urlaub. Urlaub? Gute Idee. Ich mache auch erst mal eine Woche Urlaub, mit dem Freund und seiner Tochter. Eigentlich wollen wir nach Afrika, aus irgendeinem Grund kommen wir nur bis zum Schliersee. Nun ja, auch schön.

Nach dem Urlaub mache ich mich im Internet auf die Suche nach einem zertifizierten Brustzentrum in meiner Nähe und werde schnell fündig. In einem Forum werden die Kompetenz, die besondere Freundlichkeit und die ausgesprochene Fürsorge für die Patientinnen gelobt. Das klingt gut, da geh ich hin. Ein Termin ist schnell gemacht, und wieder sitze ich vor einer Ärztin. Sie untersucht meine Brust mit Ultraschall. Sehr genau, sehr ausführlich. Sie dreht mir den Bildschirm zu und erklärt, was sie sieht. „Das ist alles gut." Sie untersucht weiter. Ganz schön gründlich. Als sie fertig ist, schaut sie mich freundlich an und sagt: „Machen Sie sich keine Sorgen. Beim Großteil der Frauen, die hier reinkommen – ich denke, bei 98 Prozent –, muss ich an dieser Stelle sagen: Stellen Sie sich darauf ein, dass Sie Brustkrebs haben." Ich halte die Luft an und gucke sie mit großen Augen an. Was wird das? Sie blickt mich an und lächelt. „Bei Ihnen bin ich mir ganz sicher: Es ist nichts. Es ist alles in Ordnung. Ganz sicher." Nun lächeln wir beide.

„Aber zur Sicherheit entnehmen wir mal ein Stück Gewebe. So eine Stanzbiopsie ist nicht schlimm, das mache ich jetzt gleich." Stanzbiopsie? Ich verschränke die Arme vor meiner Brust und ziehe die Schultern hoch. Ist das so fies, wie es klingt? Ich glaube nicht, dass ich will, dass mir ein Stück aus meiner Brust herausgestanzt wird. Muss das sein? Sie sagt, es muss. Zur Sicherheit. Langsam frage ich mich, ob diese Privatversicherung wirklich ein Segen ist. Ich bekomme eine Spritze zur lokalen Betäubung und fürchte mich. Die Biopsie-Spritze, die sich die Ärztin zurechtlegt, um das Gewebe zu entnehmen, sieht furchterregend aus. Aber sie beruhigt mich mit freundlichen Worten, und während die Betäubungsspritze ihre Wirkung entfaltet, beginnt sie ein Gespräch über die Brüste von Hollywoodstars. Während wir über die Brustvergrößerungen von Stars und Sternchen plaudern, entnimmt sie das Gewebe – ich spüre fast nichts.

„Es kommt jetzt nur darauf an, ob ich hier mit dem Ultraschall diesen Mikrokalk erwischt habe. Das ist etwas schwierig, weil ich im Ultraschall den Kalk nicht sehe, also nur ahnen kann, wo er etwa sein müsste. Wenn ich ihn also erwischt habe – und da bin ich ziemlich sicher –, dann können wir ihn untersuchen und entscheiden, ob er entfernt werden muss. Damit der sich nicht später womöglich zu was Bösartigem entwickelt. Sollte ich ihn nicht erwischt haben, müssten Sie noch mal wiederkommen. Dann müsste man unter einer Mammographie, also unter Röntgenstrahlen, die den Kalk abbilden, noch einmal eine etwas größere Biopsie, eine Vakuumbiopsie, machen." Sie blickt in einen Kalender. „Und zwar nächsten Dienstag. Kommen Sie am Dienstag. Um neun Uhr." Mist. Dann komme ich schon wieder später zur Arbeit. Ob das lange dauert? Und tut das weh? Sie lächelt. „Machen Sie sich deswegen keine Sorgen. Ich habe ihn bestimmt erwischt. Und dann ist alles okay. Machen Sie sich jetzt erst mal ein schönes Wochenende. Dann kommen Sie am Dienstag wieder – und dann wird Ihnen Herr Doktor Richard sagen, dass alles in Ordnung ist."

Grinsende Kürbisse

Am Wochenende fahre ich nach Hause zu meiner Familie. Eine Freundin aus Kindertagen hat zur Halloween-Party geladen, außerdem ist meine Oma zu Besuch. Da ich sie nicht häufig sehe, sind das zwei gute Anlässe für einen kurzen Wochenendtrip in die Heimat.

Am Samstagnachmittag stehe ich mit meiner Oma in der Küche, wir backen ein Brot. Wir backen ein Brot heißt: Ich knete den Teig, und sie sagt mir, wie ich kneten soll. Nicht so schnell, nicht so langsam, etwas kräftiger und vor allem noch viel, viel länger. Mir fallen gleich die Arme ab. Sie erzählt, wie sie früher als junge Bäuerin in Ostpreußen auf ihrem Hof das Brot geknetet hat. Nicht mit einem Knethaken, mit den Händen. Jede Woche. Damals war sie zwanzig Jahre alt. Jetzt ist sie 95. Und noch immer glänzen ihre Augen, wenn sie von ihrem Leben in Ostpreußen erzählt und etwas tut, was sie damals schon getan hat. Ich schaue ihr zu, wie sie immer wieder prüfend den Finger in den Teig steckt. Weiter kneten! Selten habe ich meine Oma so glücklich gesehen. Sie schwelgt in Erinnerungen, und ich knete, was das Zeug hält. Sie strahlt. Irgendwann ist sie mit der Konsistenz zufrieden, nun muss der Teig gehen. Dann wieder kneten, dann wieder gehen. Gegen Abend mache ich mich auf den Weg zur Halloween-Party. Der Teig steht auf der Heizung, um ein letztes Mal zu gehen, Oma will ihn dann in den Ofen schieben. Das Brot ist fast fertig, die Oma glücklich – Mission erfüllt.

Die Party ist großartig, alle haben sich verkleidet und bleich geschminkt, es wimmelt von Draculas und anderen gruseligen Gestalten. Die Wohnung ist hübsch dekoriert, überall sitzen kleine Spinnen, bei denen ich zweimal hinsehe, um zu erkennen, ob sie wirklich aus Plastik sind. Über dem Spiegel und den Türklinken hängen Wattestreifen wie Spinnweben, und ausgeschnitzte Kürbisse grinsen aus jeder Ecke. Viele Gäste kenne ich seit dem Kindergarten oder aus der Schulzeit. Wir drängeln uns, wie auf jeder guten Party, in der Küche, lassen uns das leckere Essen schmecken, freuen uns über das Wiedersehen und feiern bis tief in die Nacht. Irgendwann ist die Party dann zu Ende, wir haben die Mäntel an, stehen schon an der Haustür und plaudern noch ein bisschen über unsere Pläne für die nächsten Tage und Wochen.

Einen kurzen Augenblick überlege ich, von meinen Untersuchungen und der möglicherweise am Dienstag bevorstehenden zweiten Biopsie zu erzählen. Ach was, schiebe ich den Gedanken beiseite. Das passt jetzt wirklich nicht hierher. Und was soll das – es ist doch sowieso alles in Ordnung, nicht dass die Mädels sich noch Sorgen um mich machen.

Als ich am nächsten Morgen in die Küche komme, sitzt meine Oma traurig am Tisch. Ihre Hand liegt auf einem Küchentuch. Darunter steckt das Brot. Was ist los? Das Brot – sie guckt mich traurig an – das Brot ist nicht aufgegangen. Der Ofen war nicht richtig an. Sie hatte nur den einen Knopf angedreht, den, der das Licht anmacht. Dass man noch einen zweiten Knopf für die Temperatur andrehen muss, wusste sie nicht. Und ich Trottel habe auch nicht daran gedacht. Und als sie es bemerkt hatte, war es zu spät. Der Teig hatte zu lange im kalten Ofen gestanden und wollte nicht mehr recht aufgehen. Nun sitzt sie da, meine kleine Oma, mit schlohweißen Haaren, das glückliche Lächeln vom Vortag ist verschwunden. Sie hat den Zweiten Weltkrieg überstanden, dabei ihren Mann, ihren Hof und ihre Heimat verloren. Sie hat ihre Kinder aus Ostpreußen gerettet, ihnen ein neues Zuhause geschaffen, ihnen eine Ausbildung ermöglicht, ein Haus gebaut, jahrelang für ihre Kleidung und Nahrung geschuftet. Sie hat so viel geschafft. Und nun sitzt sie da am Tisch, ihre Hand ruht auf dem, was ein duftender, wohlgeformter Laib werden sollte – und trauert um das Brot. Es ist ein fingerdicker, harter Klotz. Mir kommen fast die Tränen, so unglücklich ist sie. Es ist nichts zu machen, das Sonntagsfrühstück ist verdorben, da können selbst die eilig organisierten frischen Brötchen vom Bäcker nichts retten.

Am späten Nachmittag mache ich mich auf den Rückweg. Ich fahre mit dem Zug. Die Landschaft fliegt am Fenster vorbei. Ich schaue ihr dabei zu. In Gedanken mache ich Pläne für die kommende Woche. Morgen gehe ich nach der Arbeit zum Sport, am Dienstag vor der Arbeit dann schnell ins Krankenhaus, das Ergebnis abholen, und abends treffe ich dann den Freund. Blöd, dass ich schon wieder zu spät zur Arbeit kommen werde. Muss ich morgen noch Bescheid sagen. Der Zug fährt durch die Dunkelheit, Regen schlägt an die Scheibe. Ich folge den Tropfen mit meinem Blick. Sie ziehen lange Spuren. Wie war das? Wenn sie den Mikrokalk erwischt haben, ist alles okay, wenn sie ihn nicht erwischt haben, müssen sie noch eine Biopsie machen, damit sie ihn dann auf jeden Fall erwischen und untersuchen und mir dann sagen können, dass alles in Ordnung ist. Okay. Ich hauche an die Scheibe und male mit dem Finger Haare und zwei Augen in die beschlagene Stelle. Ach so. Es durchfährt mich wie ein Blitz, und mein Finger bleibt an der Scheibe kleben. Wenn sie ihn jetzt erwischt haben, dann wissen sie ja schon, ob er … Quatsch! Es ist alles in Ordnung. Ich sehe die Ärztin vor mir: „Dann kommt Doktor Richard und sagt Ihnen, dass alles in Ordnung ist." Ich male dem Gesicht ein Lächeln. Weil alles in Ordnung ist.

2. Krebs

Die Diagnose

Ich sitze im Bus. Es ist kurz nach acht, und ich bin auf dem Weg zum Krankenhaus. Dort soll ich mir heute den Befund abholen. Um neun Uhr ist der Termin, dann müsste ich es bis zehn zur Arbeit schaffen. Nu ja, wird schon nicht so lange dauern, vielleicht schaff ich es ja sogar etwas früher. Ich gehe ins Krankenhaus, nehme die Treppen ins Brustzentrum und warte kurz an der Anmeldung. Die Krankenschwestern an der Rezeption begrüßen mich mit einem freundlichen „Guten Morgen, Frau Funke." Wow, die sind aber nett hier, die kennen ja sogar meinen Namen. Das ist ja toll! Ich strahle die Dame an und sage fröhlich: „Guten Morgen, ich hab um neun Uhr einen Termin hier." „Ja, ja, ich weiß", ist die freundliche Antwort. So ein netter Empfang, das ist ja mal ein gutes Zeichen!, denke ich. „Frau Funke ist da! Frau Funke ist da", ruft die Krankenschwester gerade in einen anderen Raum und außer „Das ist ja wirklich nett" denke ich weiter nichts. Ich werde gebeten, mich zunächst in den Wartebereich zu setzen. „Haben Sie gesehen, die Frau Funke ist da?!", höre ich die eine Schwester zu jemand anderem sagen. „Ja, ja, ich bin gleich da", ist die Antwort. Wow! Im Internet hatte ich ja gelesen, dass diese Klinik wegen ihrer Freundlichkeit und Zuwendung gelobt wurde – aber das überrascht mich nun doch. Ich freue mich. Da hab ich mir ja wohl mal eine gute Klinik ausgesucht. Ich habe kein komisches Gefühl, ich habe keine Vorahnung, nichts. Ich freue mich nur über die Freundlichkeit, mit der ich hier begrüßt werde, und ahne nicht, was die Krankenschwestern am Empfang offenbar schon wissen. Ich ahne nicht, dass sie mir hier gleich den Boden unter den Füßen wegreißen werden, und ich weiß nicht, ob die Krankenschwestern womöglich denken, das ist doch die, die noch gar keinen Schimmer hat von dem, was gleich auf sie zukommt. Oder ob sie bei meiner fröhlichen Begrüßung denken: Das ist ihr letzter unbeschwerter Guten-Morgen-Gruß für eine sehr, sehr lange Zeit. Ich sitze also da und warte. Warte auf diesen Herrn Richard, der mir ja die frohe Kunde überbringen soll, dass der Mikrokalk erwischt wurde, mit dem selbstverständlich alles in Ordnung ist, so dass eine weitere Stanzbiopsie nicht notwendig ist. Vielleicht müsse man den Mikrokalk entfernen, hatte man mir gesagt. Aber nur, damit der nicht irgendwann mal bösartig wird. Nun ja. So ein bisschen Mikrokalk kann man ja schon mal haben. Das ist ja nichts Schlimmes. Höchstens vorsorglich ein bisschen Kalk entfernen, da macht man sich ja keine Gedanken. Eine Ärztin im weißen Kittel und mit ein paar Röntgenbildern in der Hand eilt an mir vorbei, grüßt mich freundlich und verschwindet hinter einer Tür. Auch freundlich, auch ein gutes Zeichen, denke ich. Ich lehne mich entspannt zurück und warte weiter. Irgendwann kommt dann nicht der Herr Richard, sondern die Ärztin im weißen Kittel, die vorhin schon an mir vorbeigelaufen war, steuert über den Gang geradewegs auf mich zu. „Frau Funke?" Ach, denke ich, das ist ja super, da hat der Herr Richard sicher keine Zeit. Und das ist ja ein gutes Zeichen, wenn der jetzt gerade etwas Besseres zu tun hat. Das heißt ja wohl, dass ich hier nicht so wichtig bin. Und das ist ja gut so. „Das bin ich, guten Morgen!", strahle ich. Inzwischen steht die Dame im weißen Kittel vor mir, streckt mir die Hand entgegen und bittet mich, ihr in den Raum um die Ecke zu folgen. Unterwegs sagt sie: „Mein Name ist Reza. Ich bin die Leiterin des Brustzentrums." Oh!, denke ich. Das ist jetzt mal kein gutes Zeichen. Dann denke ich nichts mehr.

Ich weiß später nicht, wie ich in diesen Raum gekommen bin. Ich weiß auch nicht mehr, was Frau Reza genau zu mir gesagt hat. Ich weiß noch, dass ich auf diesem Stuhl saß und sie geredet hat. Frau Reza hat geredet, ich habe nichts gehört. Ich saß nur da auf meinem Stuhl. Neben mir. Ich erinnere mich an Bruchstücke. Frau Reza erklärt mir, dass das Gewebe, das sie entnommen hatten, bösartig ist. Und ich sitze da und verstehe nichts. Ich kapiere es nicht. Es ging doch immer nur um diesen Mikrokalk. Und darum, ob sie den bei der Biopsie überhaupt erwischt haben. Haben sie. Offenbar. Aber … aber … – Frau Reza redet. Sie redet und redet. Ich starre sie an. Ich merke, dass mein Mund offen steht. Sonst spüre ich nichts. Gar nichts. Ich höre zwar, was sie sagt, aber ich bin wie in einem Luftballon, wie in einer Embryoschutzhülle. Ich sitze mit offenem Mund in einer schützenden, warmen Wolke. Meine Unterarme liegen auf meinem Schoß, ich sitze leicht nach vorn gebeugt. In meinen Augen sammeln sich Tränen. In meinem Hals wächst ein Kloß. Ich höre alles, was sie sagt, aber ich verstehe es nicht. Es dringt nicht zu mir durch. Ich sitze hier auf diesem Stuhl, umgeben von einer schützenden, warmen, weichen Wolkenwatteschicht. Ich weiß, dass das alles nicht einfach nur schlechter Traum ist, aber real ist es auch nicht. Ich merke, dass ich überhaupt nicht begreife, was Frau Reza mir da eigentlich sagen will. Ich sitze da, höre, was sie sagt, merke, dass ich den Mund gar nicht zukriege. Er bleibt einfach offen stehen.

Ich bin ganz sicher, dass sie mir etwas ganz anderes sagen möchte, als hier drüben unter meiner Glasglocke bei mir ankommt. Sie redet, und ich weiß, dass ich nachfragen muss. Ich muss nachfragen. Ich muss sie fragen. Jetzt. Ich muss fragen, ob sie sagen will, was ich nicht fassen kann. Ich muss. Sonst gehe ich gleich hier raus, und das alles ist ein großes Missverständnis. Das kann ja nicht sein. Aber alles andere kann auch nicht sein. Ich versuche, etwas zu sagen. Es geht nicht. Mein Mund klappt nur zu und wieder auf. Jetzt steht er wieder offen. Und ich gucke ihm dabei zu. Frau Reza guckt auch. Sie redet inzwischen nicht mehr. Ich nehme einen neuen Anlauf. Mund zu, Mund auf. Wieder nichts. Es geht nicht. Der Kiefer bewegt sich, es kommt kein Ton heraus. Ich kann nicht mehr sprechen. Die Zunge liegt im Weg. Sie bewegt sich nicht. Als hätte sie vergessen, wie man Worte formt. Sie versperrt meiner Angst den Weg nach draußen. Frau Reza schaut mich fragend an. Ich schnappe noch einmal nach Luft. Kein Ton. Nichts. Wenn ich frage, was ich wissen will, muss ich dieses Wort in den Mund nehmen. Und das geht nicht. Es geht nicht. Ich kann es nicht sagen. Ich kann es nicht mal denken. Sie hat es bis jetzt noch nicht gesagt. Dann ist sicher doch alles anders, als ich es verstanden habe. Ich will diesen Satz nicht formulieren. Es ist, als würde es erst dann real und diese Ahnung zur Gewissheit, wenn ich es ausspreche. Und wenn es so wäre, wie ich befürchte – dann hätte sie es doch gesagt. Dann hätte sie es doch ausgesprochen. Ich nehme einen neuen Anlauf. „H…, h…, hei…" Pause. Weiter schaffe ich es nicht. Nochmal. „Hei…, heißt …", flüstere ich. In meinem Kopf forme ich den Satz zu Ende. Einmal, zweimal, es geht. Ich weiß jetzt, was ich sagen muss. Und ich stelle mir vor, wie sie reagiert. Wie sie völlig überrascht, ja erschreckt aufschaut, mich anblickt und sagt: „NEIN, Nein! Frau Funke, nein! Das haben Sie jetzt ganz verkehrt verstanden!" So wird es sein. Es kann nicht anders sein. Es darf nicht anders sein. Ich muss nur fragen, nur diesen einen Satz sagen, dann bin ich erlöst. Ich nehme all meinen Mut, meine Kraft und meine Zuversicht zusammen und befehle meinen Lippen den Satz: „Heißt das – heißt das, dass ich Krebs habe?" Meine Stimme ist leise und tonlos. Frau Reza blickt auf. Sie schaut mich an. Und sagt: „Ja."

Ich sehe die graue Oberfläche des Tisches. Frau Reza schiebt mir ein Blatt Papier herüber. Darauf sind zwei Brüste gezeichnet, ein paar Kreuze und ein paar unverständliche Abkürzungen. Da steht „rechts" – und das Wort rechts ist durchgestrichen, daneben steht „links". Ich frage, was das zu bedeuten hat. Es sei nicht die rechte Seite, sondern die linke, heiße das. Dann sagt Frau Reza noch etwas, ich höre sie nicht. Die können mir doch hier nicht erklären, dass ich Krebs habe, wenn sie nicht mal rechts und links auseinanderhalten können! Das gibt's doch nicht. Wie können die behaupten, so schwerwiegende Sachen zu wissen, wenn sie nicht mal wissen, wo rechts und links ist? Das kann doch nicht sein. Ich kann mir nur die Hälfte von dem merken, was Frau Reza sagt. Später fällt mir auf, dass ich keine Ahnung mehr davon habe, was sie tatsächlich gesagt hat.

Es sind diese Momente, an die ich denken werde, wenn ich später in der Therapie oder anderswo die Formulierung „das Trauma einer Krebsdiagnose" höre. So also fühlt sich ein Trauma an. Man fühlt gar nichts. Man ist nur ein kleiner Mensch in einem großen Luftballon. Das ist ja ganz praktisch, ganz gut so. Da ist man schön geschützt. Alles, was um einen herum geschieht, nimmt man wahr. Man kann auch reagieren. Man registriert, dass die anderen Menschen wiederum auf die eigenen Reaktionen reagieren. Aber man spürt gar nichts. Man guckt sich nur noch zu. Und aus „ich" wird „man". Es dauert auf den Tag genau drei Jahre, bis ich genug Abstand zu diesem Moment haben werde, um ihn aufschreiben zu können.

Ich weiß noch genau, wie das Zimmer ausgesehen hat, der Stuhl, der Tisch, der zwischen der Ärztin und mir stand. Ich kann mich an seltsame Details erinnern, aber an die Worte, mit denen sie mir die Diagnose verständlich machen wollte, kann ich mich nicht erinnern. Ich weiß noch, dass Frau Reza sehr, sehr viel Zeit hatte. Irgendwann kommt die Dame von der Rezeption und sagt ihr, sie müsse jetzt wirklich dringend mal ans Telefon kommen. „Okay", sagt Frau Reza zu ihr. „Ich gehe raus, aber Sie bleiben hier sitzen." Dann sitzt die Dame von der Rezeption neben mir, hält mir die Hand und streichelt mein Knie. Ich gucke ihr dabei zu. Ich sehe diese fremde, streichelnde Hand auf meinem Knie. Auch sie redet. Sie erzählt mir etwas, aber ich habe keine Ahnung mehr, was. Es fällt alles wie durch ein Sieb. Irgendwann geht die Tür auf, und Herr Richard kommt herein. Er, der mir ursprünglich Bescheid geben sollte, dass alles in Ordnung ist. Er steht neben der Tür, lehnt an der Wand, beide Arme hinter dem Rücken verschränkt, macht sich ganz schmal, als wäre auch er jetzt lieber nicht hier. Er sagt – daran kann ich mich ausnahmsweise später noch erinnern –, dass sie, seine Kollegen und er, alle völlig schockiert gewesen seien. Sie hätten den Mikrokalk untersucht und: „Es hätte kein Mensch damit gerechnet, dass da was drin ist." Sie hätten auch alle mehrmals nachgeguckt und es alle nicht glauben können. „Aber es ist halt nicht umzudeuten – das ist eindeutig bösartig", sagt er und guckt mich traurig an. Leise sage ich: „Sie haben es vertauscht! Sie haben es bestimmt vertauscht!" Ich gucke ihn an. Er müsste nur „Ja" sagen, „wir schauen nochmal nach." Er lächelt traurig. „Nein." Er schüttelt den Kopf. „Nein, wir haben nichts vertauscht." Monate später wird er mir irgendwann erzählen, dass diesen Satz alle seine Patientinnen sagen. Ausnahmslos.

Er fragt mich, ob sie mir die Psychoonkologin rufen sollen. Sie könne mir sicher helfen. Ich zucke mit den Schultern, nicke dann. Er soll rufen, wen er will, wenn nur irgendwer kommt, der mir hier raushelfen kann. Irgendwann kommt Frau Reza wieder. Sie will mit mir zum Professor, der mich operieren soll. Professor? Operieren? Wie? Wann? Jetzt? Frau Reza eilt durch den Flur, ich gehe langsam hinter ihr her. Es fällt ihr schwer, ihren flotten Schritt zu bremsen. Ich versuche, etwas schneller zu gehen. Sie ist mir immer einen halben Schritt voraus, auch wenn sie sich offenbar bemüht, ihr Tempo zu drosseln. „Wir werden alles tun, damit Sie in zwei Jahre sagen können: ‚Ich bin gesund!'" Weißer Arztkittel vor gelbem Krankenhaus-Flur. Ich bin gesund. In zwei Jahren? Hat die 'nen Knall? Ich mein, ich bin gesund. Heute Morgen, als ich aufgestanden bin, bin ich noch gesund gewesen. Gerade eben, bevor ich meine Füße in dieses Krankenhaus gesetzt habe, bin ich noch gesund gewesen. Kerngesund! In zwei Jahren? In zwei Jahren hab ich drei Kinder und 'nen Hund! Ich glaub, die spinnt! Ich will mein Leben leben! Und zwar jetzt! Ich habe ü-b-e-r-h-a-u-p-t k-e-i-n-e Z-e-i-t für so was!

Sie bringt mich ins Sekretariat des Professors. Frau Tieps, die Sekretärin, soll mir einen Termin geben. 17. November, schlägt sie vor. „Das ist der nächste Termin." 17. November? Das geht nicht. Da kann ich nicht. Am 20. November bin ich zu einem Ball eingeladen. Ich habe schon ein tolles Kleid. Und einen Friseurtermin. Das geht echt nicht. Sie lächelt. „Okay", sagt sie zu meiner Verwunderung. „Wir machen es so: Ich trage den 17. November einfach schon mal hier ein – und Sie überlegen noch mal. Aber dann steht er schon mal hier drin." Später frage ich mich, wie oft Frau Tieps diese Situation schon erlebt hat. Sie weiß ganz genau, dass ich nicht zu diesem Ball gehen, sondern dass ich mich am 17. November von ihrem Chef operieren lassen werde.

In diesem Moment geht mir das alles viel zu schnell. Ich versteh das auch alles nicht. Ich verstehe nur, dass sie hier alle sehr nett zu mir sind und mich sehr ernst nehmen. Auch wenn ich teilweise recht wirres Zeug von mir gebe. Frau Tieps fragt mich gerade: „Wenn Sie hier zur OP sind, möchten Sie denn dann ein Einzelzimmer oder ein Zweibettzimmer?" „Was heißt denn das?", frage ich zurück. Auch hier nimmt sie mich vollkommen ernst. Freundlich antwortet sie: „Also, ein Einzelzimmer heißt, dass Sie alleine im Zimmer liegen, und in einem Zweibettzimmer würden Sie zu zweit im Zimmer liegen." Jetzt muss ich fast schon wieder lachen. „Ja", sage ich mit einem schiefen Grinsen. „Das habe ich gerade noch kapiert." Aber ich weiß doch nicht, ob meine Versicherung das zahlt. Und was das kostet – und wer was zuzahlt und wie ich versichert bin, weiß ich grad auch nicht. „Ich will auch gar nicht operiert werden, und das geht mir alles viel zu schnell." Frau Tieps nickt: „Ich weiß." Ich fühle mich verstanden. Auch wenn ich selber gerade gar nichts verstehe. Frau Reza fragt, ob sie meinen Freund anrufen soll, damit er mich abholt. „Das geht nicht, der ist ja bei der Arbeit." „Ja, aber wollen Sie ihn denn nicht trotzdem anrufen?" Ich fische mein Handy aus der Tasche. Da ist schon eine SMS vom Freund: „Freundin, ich will jetzt, dass du mich anrufst und mir sagst, dass alles in Ordnung ist", steht da. Was soll ich jetzt tun? „Ich kann ihm das doch nicht am Telefon sagen", sage ich. Sie könne ja mit ihm reden und ihn bitten, mich abzuholen, sagt Frau Reza, lässt sich die Nummer geben und verschwindet im Nebenzimmer. Nicht ohne Frau Tieps zu bitten, dass ich währenddessen bei ihr sitzen bleiben kann. Frau Reza kommt zurück. Sie habe mit dem Freund gesprochen, sagt sie. Er könne leider im Moment überhaupt nicht weg. Bilde ich mir das nur ein, oder schaut sie mich nun auf einmal wirklich etwas seltsam an? „Wenn er das so sagt, dann ist das so!", nehme ich den Freund in Schutz. Sie nickt, presst die Lippen aufeinander, schaut nachdenklich, will gerade etwas sagen, da kommt die Psychoonkologin um die Ecke gebogen. Frau Reza verabschiedet sich. Die Psychoonkologin heißt Pia. Pia ist Ende zwanzig, hat langes, blondes Haar, trägt auch einen weißen Kittel und ist ebenfalls sehr nett. Sie fragt mich, was ich jetzt machen wolle. Ich möchte auf die Toilette. Pia bringt mich hin. Sie deutet auf die entsprechende Tür – und wartet. Sie wartet tatsächlich vor der Toilettentür auf mich! Ich blicke aus dem Fenster. Es ist ein Schiebefenster, halb hoch geöffnet. Ziemlich schmal. Ob ich da durch passe? Ich stelle mir vor, wie ich mich hindurchzwänge. Sicher ist es sehr eng. Aber es müsste gehen. Ich könnte mich durchquetschen, auf der anderen Seite hinunterspringen und laufen. Laufen, laufen, laufen. Durch den Krankenhauspark und die Schrebergärten dahinter, immer weiter, weiter, bis zum Horizont. Mit ausgebreiteten Armen würde ich laufen. Über eine riesige Wiese, der Sonne entgegen. Laufen, laufen, laufen. Immer weiter und weiter. Nur weg, weit weg von hier.

Irgendwann komme ich wieder aus der Toilette – und Pia steht tatsächlich noch vor der Tür. Sie hat wirklich gewartet. Sie lassen mich tatsächlich keine Sekunde mehr aus den Augen, das ist unfassbar. Ich fühle mich beschützt, gut aufgehoben.

Pia will mir die Station zeigen, damit ich schon mal einen Eindruck gewinnen kann. Ich folge ihr über die Flure, sie stellt mich ein paar Krankenschwestern vor, auch diese sind sehr freundlich. Eine fragt mich, ob ich mal einen Blick in ein Zimmer werfen möchte. Ich zucke mit den Schultern. Zimmer 308 sei frei, sagt sie zu Pia. Wir gehen den Gang entlang, die Krankenschwester öffnet die Zimmertür. Ich blicke hinein – und sehe: meine eigene Beerdigung. Um ein Grab herum, auf einer grünen Wiese, steht meine Familie, Freunde, einige halten Luftballons in der Hand. Das Grab sehe ich nicht. Aber dort, wo das Bett in diesem Zimmer steht, da müsste es sein. Ich sehe nur die Menschen, die sich an seinem Fuße versammelt haben. Sie schauen auf mich. Es ist ein lauer Frühlingstag, die Sonne scheint, Vögel zwitschern, und ich höre eine sanfte Melodie. Es ist ganz friedlich. Ich sehe schwarze Anzüge und weiße Taschentücher. Ich reiße die Augen auf, stehe wie erstarrt. Pia blickt mich an. „Wollen Sie mal hineingehen?" NEIN!

Als wir durch den Gang zurückgehen, kommt uns ein Bett entgegen. In dem Bett liegt ein bleiches Gesicht. Das Bett schiebt sich an uns vorbei. Meine Knie geben nach. Ich muss mich an der Wand festhalten, drehe den Kopf weg. Ich will keinen Kranken sehen. Ich will hier weg. „Möchten Sie raus?", fragt Pia. Ja, an die Luft. Frische Luft schnappen! Ich möchte gern spazieren gehen, geht das? Klar geht das. Also machen wir einen Spaziergang durch die Schrebergärten, die sich an das Krankenhaus anschließen. Ziemlich lange marschieren wir durch die Kleingartenanlage. Pia hat – wie alle hier – anscheinend unendlich viel Zeit für mich. Ich weiß nicht, ob wir eine Stunde laufen oder drei. Ich könnte wahrscheinlich jetzt noch mit ihr dort lang laufen, wenn mir danach wäre. Lange, sehr lange sage ich gar nichts. Irgendwann frage ich sie, wie ich das meiner Familie sagen soll. Wie meiner Mutter, meiner Schwester? Wie sagt man jemandem, dass man Krebs hat? Ich kann doch nicht einfach anrufen und sagen „Hallo, ich bin's. Ich wollt mich mal kurz melden, ja, ja, eigentlich ist alles okay, ich hab nur mal kurz ein bisschen Krebs." Das geht doch nicht. Was sagt man denn in so einer Situation? Ich kann das nicht. Die kriegen doch alle einen Schock.

Später werde ich mich nicht mehr konkret an Pias Antwort erinnern können. Aber an ihr Mitgefühl. Und daran, dass sie mir ein paar handfeste Tipps mit auf den Weg gegeben hat. Ich glaube, wir haben sogar geübt, was ich sagen könnte. Aber daran, wie ich meine Familie dann tatsächlich informiert habe, werde ich mich nicht mehr erinnern können. Ich werde nicht einmal wissen, dass ich es getan habe. Aber da sie alle davon wussten und zur Stelle waren, muss ich es wohl getan haben. Ich werde mich nur noch an einen Anruf meiner Schwester erinnern und daran, dass ich nicht rangehen wollte. Daran, dass ich nicht sprechen konnte, als ich es dann doch endlich tat. Daran, dass sie Bescheid wusste, ohne dass ich etwas sagte, gerade weil ich nichts sagte. Daran, dass sie vom Auto aus anrief und ich Angst hatte, dass sie vor Schreck gegen einen Baum fahren würde.

Später wird vieles von den zwei Tagen nach der Diagnose ausgelöscht sein. Aber ich werde noch wissen, dass ich vom Tag der Diagnose an kaum einen Augenblick mehr alleine gewesen bin, vor allem nicht nachts zu Hause – und wie dankbar ich dafür gewesen bin. Und ich werde mich an den Spaziergang mit Pia, der Psychoonkologin, erinnern. An das Rascheln des herumliegenden Laubs unter unseren Füßen. An die Pfütze am Wegrand. An Brombeersträucher. Daran, wie mich Pia auf dem Rückweg mit in ihr Büro genommen und mir dort Broschüren in die Hand gedrückt hat: „Brustkrebs" und „Ernährung bei Krebs".

Mein Blick fällt auf eine andere Broschüre, die sie mir nicht gegeben hat. „Krebsschmerzen wirksam bekämpfen", lautet der Titel. Ich schaue sie an: „Werde ich Schmerzen haben?" „Nein", sagt sie. „Nicht solche, um die es in dieser Broschüre geht." Dann bringt sie mich zum Taxistand. „Was werden Sie jetzt als Nächstes machen, wenn Sie nach Hause kommen?" Ich will mir ein Himbeertörtchen kaufen. Bei meinem Lieblingsbäcker. Ich setze mich ins Taxi. „Bis bald", sagt Pia. Und winkt mir hinterher. Ich bin aufgeregt, aufgekratzt und aufgewühlt. Ich fahre zu meiner Freundin Kathrin. Sie hat gerade Mittagessen für ihren Sohn gekocht. Davon bekomme ich eine Portion ab. Als der dampfende Teller vor mir steht, tropfen meine Tränen in den Eintopf.

Fassungslos

Noch am selben Tag fahre ich zum Frauenarzt. Dem ersten, dem ich Kurzsichtigkeit unterstellte und der das Rad in Schwung gebracht hatte. Warum? Ich weiß es nicht. Irgendwo muss ich ja hin. Irgendwas muss ich ja tun. Ich betrete die Praxis, die Sprechstundenhilfe springt auf, reißt die Augen weit auf: „Frauuuu Funkeee!!", ruft sie mir quer durch die Anmeldung entgegen. „Haben Sie es heute erfaaaahren??" Hallo? Das geht ja gar nicht. „Ja, und ich will nicht darüber reden", antworte ich geistesgegenwärtig und steuere auf einen freien Stuhl im Wartezimmer zu. Was erlaubt die sich denn eigentlich? Und woher weiß sie das überhaupt schon? Und was, wenn ich geantwortet hätte: „Nö, was denn? Was ist denn los?" Hätte mir dann die Sprechstundenhilfe inmitten der anderen Wartenden meine Krebsdiagnose überbracht? Herrliche Vorstellung!

Endlich werde ich ins Sprechzimmer gebeten. Der Arzt hält den Befund in der Hand. Der war bereits am Tag nach der Biopsie bei ihm eingetroffen und offenbar von der Sprechstundenhilfe aus dem Fax gezogen worden. Der Arzt ist fassungslos. Sein Gesicht ein Ausdruck des Entsetzens. Hilfesuchend gucke ich ihn an. „Wie kann das sein?" Stimmt es? Ist das wahr? Er schaut vom Befund auf mich und wieder zurück. Er nickt vorsichtig. Vielleicht ist da auch nichts? Vielleicht haben die sich doch vertan? Vielleicht … „Nein. Das müssen Sie schon glauben." Das Krankenhaus, gerade das Brustzentrum, sei hervorragend, die Ärzte auch, sagt er. „Sie sind da in den besten Händen." „Warum? Warum nur?", frage ich. Er stützt die Ellenbogen auf den Tisch, legt einen Augenblick den Kopf in die Hände. Dann blickt er mich an. „Wie gut. Wie gut, dass Sie ins Krankenhaus gegangen sind. Sie haben alles, alles richtig gemacht." Wow. Ich glaube, das nennt man Größe. Wir sitzen uns gegenüber, unfähig, das Unfassbare begreifen zu können. Ich fühle mich verloren, er fühlt sich offenbar schuldig. Hilflos sind wir beide. „Ich begreife das nicht, ich begreife das nicht, warum habe ich das nicht getastet? Darf ich Sie noch einmal untersuchen?" Er darf. Tastet, blickt auf die Bilder, die ihm zugeschickt wurden. Tastet erneut. Schüttelt den Kopf, tastet wieder. „Also, selbst wenn ich es jetzt weiß, wo es ist, und versuche, es zu tasten. Es geht nicht, ich taste da nichts." Er schaut mich an. „Und ich schicke doch nicht eine 37-Jährige ohne Verdacht zur Mammographie." Er ist echt schockiert. Der Arzt ist fix und fertig. „Sie sind da in guten Händen, ich wünsche Ihnen alles Gute!", gibt er mir mit auf den Weg. Als ich die Arztpraxis verlasse, bin ich nicht sicher, wem elender zumute ist. Dem Arzt oder mir.

Der kleine, böse Krebs in meiner Brust und ich, wir gehen nach Hause. Komisch. Vor ein paar Wochen erst hatte ich nach einer melancholischen Anwandlung gedacht: „Na, Hauptsache, ich bin pumperlgesund." Wie kann man sich komplett gesund fühlen, wenn man gerade eine tödliche Krankheit spazieren trägt? Wieso merkt man das nicht? Wie ist das möglich? Es ist auch noch nicht lange her, dass ich mir überlegt habe, dass ich in meinem nahen Umfeld – zum Glück – niemanden mit einer wirklich schweren Krankheit wie Krebs kenne. Wie sich das Leben dann wohl ändern würde, habe ich überlegt.

„Die Kraft kommt, wenn man sie braucht"

Der Freund und ich machen einen Spaziergang durch den Park. Es ist dunkel, kalt und windig. Wir halten uns fest an der Hand. Irgendwann kommt uns ein befreundetes Paar entgegen. Stolz schieben sie ihren Kinderwagen vor sich her, das Baby ist erst ein paar Wochen alt, und wir haben es noch nicht gesehen. Als wir in den Kinderwagen blicken, fasst der Freund meine Hand noch ein bisschen fester. Wir bewundern das Baby und gehen schnell weiter, das fiese Wetter leistet uns gute Dienste. Keiner von uns mag lange im Nieselregen herumstehen. Ich genieße den Wind, er pustet mir den Kopf frei. Irgendwann kehren wir zum Ausgang zurück. Der Freund bleibt stehen, nimmt meine zweite Hand und schaut mich zärtlich an. „Freundin, ich habe Angst, dass du daran zerbrichst." Wir blicken uns an. Eine große Welle Liebe durchflutet mich. Mir wird ganz warm im Bauch. Ich lächle ihn an, wir schlingen unsere Arme umeinander und halten uns fest. Engumschlungen stehen wir im Nieselregen. Nach einer Weile sage ich: „Nein. Das werde ich nicht. Das verspreche ich dir!" Neben mir liegt ein großer Stein. Ich steige hinauf. „Ich werde daran wachsen. Ja! Aber zerbrechen? Nein! Das kommt nicht in Frage! So wahr ich Sonja Regina heiße!" Es klingt ein bisschen wie Katharina die Große, und wir grinsen uns schief an. Ich habe keine Ahnung, woher diese Kraft und Zuversicht kommen, sie sind einfach da. „Die Kraft kommt, wenn man sie braucht", wird meine Oma später einmal zu mir sagen. Jetzt lächeln wir beide uns an. Mit ihm an meiner Seite wird mir nichts Schlimmes passieren. Ich weiß es. Es wird alles gut werden. Wann immer mir später Mut und die Zuversicht verloren zu gehen drohen, denke ich an diesen Augenblick. Der Moment, in dem ich auf dem Stein stehe, wir uns anlächeln und ich spüre, dass alles gut werden wird. Und immer wieder frage ich mich später, ob der Freund in diesem Moment auch nur die leiseste Ahnung hatte, was er mir bedeutet hat. Der Freund hebt mich vom Stein und gibt mir einen Kuss.

„Es wird nicht gegoogelt!"

Ich bin bei meinem Hausarzt. Wir sitzen im Sprechzimmer. Er redet seit einer Viertelstunde auf mich ein. Erklärt mir, dass ich mich unbedingt operieren lassen muss. „Das ist jetzt eine Einbahnstraße, es gibt nur diesen einen Weg, es gibt keinen anderen. Gucken Sie nicht rechts, und gucken Sie nicht links. Später können Sie meinetwegen auch Misteln essen, aber jetzt machen Sie diese OP und diese Therapie!"

Hätte ich mir früher überlegt, wie ich in einer solchen Situation wohl handeln würde, hätte ich die Chemotherapie sicher erst einmal weit von mir gewiesen. Als allerletzte Möglichkeit, nach naturheilkundlichen Mitteln und Wegen. Nun will ich keine Misteln, nun will ich Sicherheit. Die Gewissheit, dass ich alles, aber auch wirklich alles Menschenmögliche getan habe, um diese fiesen kleinen Schmarotzer umzubringen. Bringe ich sie nicht um, bringen sie mich um. Sie werden da wenig zimperlich sein. Warum sollte ich sie schonen und erst einmal mit Misteln herumdoktern? Vielleicht finden meine Krebszellen die Misteln albern und freuen sich, dass ich ihnen so viel Zeit einräume, sich weiter auszubreiten. Ich habe keine Zeit zu verlieren. Ich will sie vernichten. Alle. Das Mittel ist mir egal, einzig das Ergebnis zählt. Entscheidend ist nicht, was der Krebs die letzten Jahre gemacht hat, entscheidend ist, was er in den nächsten Tagen treibt. Bleibt er, wo er ist, oder macht er sich daran, auf die Reise zu gehen? Sich in Lunge, Leber einzunisten und Metastasen zu bilden?

Natürlich war ich im Buchladen und habe geschaut, was sich zu alternativen Heilmethoden finden lässt. Es war mehr eine Bestätigung, dass dies nicht mein Weg ist. Als wollte ich mir selbst sagen können: „Ich hab mich informiert – und ich habe mich dagegen entschieden." Überraschenderweise habe ich die Notwendigkeit dieser Chemotherapie nie in Zweifel gezogen. Ich saß im Buchladen auf einer roten Couch, hatte einen Haufen Krebsbücher um mich versammelt, las in einem Buch mit dem Titel „Chemotherapie hilft und die Erde ist eine

Scheibe" und wusste glasklar: „Ich mach's." Ihr könnt mir erzählen, was ihr wollt, ich mache eine Chemotherapie. Für mich gibt es keine Alternative. Zu groß ist meine Angst, dass eine andere Heilmethode versagen könnte, dass ich mir irgendwann vorwerfe: Hätte ich doch besser auf Chemie als auf Misteln gebaut. Statt mit einem Ratgeber über alternative Heilmethoden oder einem Pamphlet gegen Chemotherapie, verließ ich den Buchladen mit einer knallgelben Postkarte. Zu sehen ist ein kleines Männchen, das sich durch einen riesigen Topf mit Brei kämpft, der ihm bis zur Hüfte reicht. Darüber steht: „Das Leben ist wie heißer Grießbrei, und ich muss da durch."

Ich sitze immer noch beim Arzt. Der Arzt redet immer noch. Irgendwann werfe ich ein: „Ich habe das bisher nicht in Frage gestellt." „Nicht? Okay. Gut! Aber ich kenne Sie, Sie sind eine intelligente junge Frau, Sie googeln doch. Haben Sie schon gegoogelt?" Klar habe ich gegoogelt. „Das lassen Sie sein. Sie können machen, was Sie wollen, aber es wird nicht gegoogelt! Später können Sie Misteln essen, so viel wie Sie wollen, aber das ist jetzt eine Einbahnstraße, es gibt nur diesen einen Weg. Und es wird nicht gegoogelt!"

Ich gehe nach Hause, schalte den PC ein und tippe „Brustkrebs" in die Suchleiste von Google. Es ist fürchterlich. Ich finde viel zu viele Sachen, die ich nicht einordnen kann. Informationen, die mich zutiefst erschrecken, auch wenn sie sich ganz offensichtlich gar nicht auf mich beziehen. Allgemeine Aussagen, die mich verunsichern. Nach einer Viertelstunde schalte ich den PC heulend wieder aus. Der Arzt hat recht: Man macht sich wahnsinnig damit. Es gibt nur diesen einen Weg. Und es wird nicht gegoogelt. Basta!

Tanzen vor der Ozeanüberquerung

Ich sitze bei der Frauenärztin, die mich zur Mammographie geschickt hatte. Auch sie ist ganz entsetzt von dem Befund. Noch entsetzter ist sie allerdings, als ich ihr erzähle, dass ich bei dem Frauenarzt war, dessen ursprünglich beschwichtigende Äußerung für mich der Anlass war, sie mit der Bitte um eine zweite Meinung aufzusuchen. „Da waren Sie? O Gott!" O Gott? „O Gott, was für ein Albtraum für ihn. Wenn da seine Patientin sitzt, mit einem solchen Befund, und er hat es nicht festgestellt, und dann sitzt sie da und sagt, hier, was ist denn jetzt? O Gott! Was für ein Albtraum." Erst viel später werde ich die nötige Distanz haben, um ihre – und vermutlich auch seine – Sicht der Dinge zu begreifen. Jetzt werde ich erst mal nur wütend. Ja, ein Albtraum. Aber in allererster Linie doch wohl für mich. Was, wenn ich mich allein auf ihn verlassen, keine anderen Ärzte aufgesucht hätte? Wer darf denn hier bitteschön vom Erleben eines Albtraums reden? Das muss ein Arzt ja wohl aushalten können.

Als ich mich wieder beruhigt habe, fragt sie mich, wie es jetzt weitergeht. Am 17. November werde ich operiert. Mitte Dezember bekomme ich die erste Chemo. „Davor machen Sie aber noch etwas Schönes." Ja. Ich werde mit dem Freund zur Weihnachtsfeier seiner Bank gehen und die ganze Nacht tanzen. „Bitte?" Ja, eine tolle Feier, in einem festlichen Rahmen mit Abendkleid und allem Schnickschnack. Jetzt, wo schon der Ball, auf den ich mich so gefreut hatte, ohne mich stattfinden wird. Sie sieht mich fassungslos an. „Sie wollen tanzen gehen?" Ja. Ich werde mir beim Frisör eine tolle Hochsteckfrisur machen lassen, mich mit meinem langen, knallroten Ballkleid richtig aufbrezeln und es dann ordentlich krachen lassen. „Sind Sie sicher?" Ja. Ganz sicher. „Ich glaub es nicht."

Wieso? „Sie werden operiert. Sie machen eine Chemotherapie. Das ist so, als würden Sie bei Windstärke 10 den Ozean
überqueren. Und wenn Sie gerade die erste große Etappe hinter sich haben, bevor Sie – wieder im Orkan – weitersegeln,
wollen Sie t-a-n-z-e-n gehen?" Ja. Klar. Wenn nicht jetzt, wann
dann?

„Ich weiß, wie du dich fühlst"

Ich bin auf dem Weg in die Redaktion. Mit dem Taxi. Ich habe
einen Termin mit meinen Chefs, mit allen dreien. Ich habe
um ein Gespräch gebeten, um sie und die Kollegen zu informieren. Viele Male habe ich die folgenden Minuten in Gedanken durchgespielt. Habe mir genau überlegt, was ich sagen
will, habe – zur Not und zum Festhalten – einen Block mit
den wichtigsten Stichwörtern dabei, und nun sitze ich hier im
Taxi und bin unendlich nervös. Will ich das wirklich tun? Ein
Attest würde reichen. Ich muss das nicht machen. Ich muss
nicht hin. Aber ich will. Ich will meinen Kollegen, mit denen
ich zum Teil seit fast zehn Jahren zusammenarbeite, selbst
sagen, was Sache ist. Denn ich bin sicher, dass ich dem einen
oder anderen früher oder später in der Stadt über den Weg
laufen werde. Und dann will ich mich weder verstecken noch
ein doofes Gefühl haben müssen, weil ich nicht weiß, was der
andere weiß. Und ich will nicht krank, bleich, kahl und un-
vorbereitet in der Stadt oder im Café herumstottern müssen
und erklären, warum ich zwar einen Kaffee trinken, aber seit
Monaten nicht arbeiten gehen kann. Ich will kein schlechtes
Gewissen haben müssen oder in Erklärungsnot kommen,
wenn wir uns zufällig treffen. Das ist MEINE Krankheit, und
ich behalte die Fäden in der Hand. Und schon gar nicht will
ich, dass irgendwer halbgare Wahrheiten, Gerüchte oder Un-

wahrheiten in die Welt setzt. Immerhin hat es in den letzten Tagen – wegen all der vielen Arzttermine vor der Diagnose und den daraus resultierenden Fehlstunden – bereits Stunk und einige dumme Sprüche gegeben.

Ich sitze im Taxi und bin nervös. Ich kaue auf meiner Lippe. Schaue auf den Verkehr, überlege an einer roten Ampel, ob ich es mir anders überlegen und aussteigen soll. Nein. Es ist richtig. Ich will das tun. Ich laufe die letzten Meter zum Redaktionsgebäude. Mit zittrigen Fingern wähle ich den Zugangscode an der Tür. Ich hole tief Luft – es hilft nicht. Ich bin immer noch nervös. Hoffentlich kann ich überhaupt etwas sagen und nicht nur leise fiepen. Als ich in der Redaktion ankomme, schauen große Augen mich fragend an. Ich werde sofort von einem der beiden Redaktionsleiter in Empfang genommen und ins Besprechungszimmer geführt. Der Chefredakteur sei nicht da. Besprechung außer Haus. Er komme etwa in einer halben Stunde. Ich könne bleiben und warten, später wiederkommen oder am Montag nochmal kommen. Das wirft mich aus dem Konzept. Was jetzt? Ich bin wirklich nervös. Mist. Ich wollte das hier taff durchziehen, jetzt bin ich unsicher. Ich muss erst mal kurz alleine nachdenken. Ich will damit nicht drei Tage warten. Das geht nicht. Wer weiß, ob ich am Montag noch die Kraft habe, die mich jetzt antreibt? Oder den beiden Redaktionsleitern schon mal sagen, was ich will, und dann eventuell später noch mal mit dem Chefredakteur sprechen? Das will ich auch nicht. Ich will nicht alles erst zweien, dann dem dritten und schließlich noch mal der versammelten Mannschaft erzählen. Das ist mir zu viel. Ich will sie alle drei gleichzeitig informieren, alles andere ist mir zu anstrengend. Erst rede ich mit den drei Chefs, und wenn mir dann noch danach ist, sage ich es auch dem Rest der Truppe. Aber das entscheide ich erst dann. Also eine halbe Stunde warten. Um nicht im Besprechungszimmer die Wand anzustarren, verabschiede ich mich erst einmal und gehe ins Einkaufszentrum gegenüber.

Wuseliges Menschentreiben. Ich flüchte mich in einen Klamottenladen im oberen Teil der Einkaufsgalerie. Hier ist es schön ruhig, fast menschenleer, leise Musik. Es ist auch ziemlich dunkel, eigentlich ein düsterer Laden. Vermutlich fände ich ihn an einem anderen Tag grausig. Aber heute gefällt er mir. Es ist kaum jemand da. Ich streiche durch die Gänge mit Klamotten, lasse den Blick schweifen. Er bleibt an einem knallgelben Kapuzenpulli hängen. Ich steuere auf ihn zu, lasse dabei meine Hände über weiche Pullover und wollene Mäntel streichen. In mir wird es ruhig. Ich kann jetzt auch einfach nach Hause gehen. Ich sehe mich in einem Spiegel. Halte mir den knallgelben Pulli vor – gelb hat mir noch nie gestanden. Mein Spiegelbild und ich gucken uns an. „Du musst das nicht tun", flüstert mein Spiegelbild. „Ich weiß", flüstere ich meinem Spiegelbild zu. „Aber ich will." Wir sehen uns an. Wie zwei Verbündete. Wir nicken. Lächeln uns entschlossen zu, und ich gehe zurück zur Redaktion. Als ich dann zum zweiten Mal an diesem Tag den Eingangscode eintippe, bin ich völlig ruhig. Überrascht stelle ich fest, dass diese halbe Stunde Wartezeit genau das war, was ich gebraucht habe, um zur Ruhe zu kommen. Nun bin ich ganz bei mir. Ich atme tief durch. Ich weiß, dass ich das Richtige tue.

Kurz darauf sitze ich meinen drei Chefs im Besprechungszimmer gegenüber. Sie sind blass. Ich erkläre gerade, dass die Heilungschancen gut sind, weil die Krankheit früh entdeckt wurde. Ich nenne ihnen das Datum der Operation, erzähle, dass ich nicht wisse, wie lange ich danach ausfallen werde und welche Therapien sich daran anschließen werden. Dass ich nicht wisse, ob ich bis zur Operation arbeiten könne, dass ich bis dahin noch einige Termine im Krankenhaus hätte, natürlich allesamt in der allerbesten Dienstzeit zwischen 9 und 17 Uhr. Es sei vermutlich gut, wenn ich aus dem Dienstplan rausgenommen würde. Die Ärzte hatten mir empfohlen, gar nicht zu arbeiten, sondern nur Dinge zu tun, die mir gut tun. Dass ich andererseits aber nicht wisse, ob es mir in den kommenden Tagen nicht vielleicht sogar gut täte, mal den einen oder anderen Text zu schreiben. Dass ich aber auch nicht wisse, ob ich nicht zwischendrin merken werde, dass es doch nicht geht. „Ich weiß einfach nicht, wie es mir in den nächsten Tagen gehen wird – ich weiß ehrlich gesagt nicht mal, wie es mir in fünf Minuten geht", sage ich. „Ich weiß auch nicht, ob das alles schon bei mir angekommen ist. Vielleicht kann es das nach drei Tagen auch noch gar nicht sein", überlege ich laut. „Ich fühle mich wie in einer Wolke. Alles ist irreal. Manchmal hoffe ich, dass ich einfach irgendwann aufwache. Ich fürchte, dass der große Zusammenbruch noch kommt. Und ich möchte nicht, dass das hier bei der Arbeit passiert. Noch funktioniere ich ziemlich gut, aber es gab in den vergangenen Tagen auch ganz andere Momente."

Der Chefredakteur sieht mich an. „Ich weiß, wie du dich fühlst", sagt er. Nanu, denke ich. Wie kann er das wissen? Hatte er etwa auch schon mal Brustkrebs? Wohl kaum. Vielleicht jemand in seiner Familie? Seine Frau, Mutter, Schwester? „Meine Tochter", holt er aus. Seine Tochter? Oh, das ist ja ganz entsetzlich, denke ich gerade, als er fortfährt: „Meine Tochter hatte letztens so dicke Lymphdrüsen, da waren wir beim Arzt und mussten zwei Tage auf das Ergebnis warten –

und hatten schon die schlimmsten Befürchtungen. Aber dann war zum Glück doch alles gut." Bitte? Ich gucke ihn entgeistert an. „Das war ein Albtraum!", sagt er. Ich bin fassungslos. Und mir fehlt in diesem Moment die Kraft, ihn darauf hinzuweisen, dass der Albtraum für mich – genau in dem Moment, als er für ihn schon wieder vorbei war – gerade erst richtig anfängt. Dass er folglich also nicht den leisesten Schimmer davon haben kann, wie man sich fühlt, wenn man nicht gerade noch mal mit dem Schrecken davonkommt. Ich schaue die beiden Redaktionsleiter an und habe den Eindruck, sie denken Ähnliches. „Ich weiß also genau, wie du dich fühlst", bekräftigt der Chef gerade noch einmal. Ich sage nichts. Schaue ihn nur an, ziehe müde einen Mundwinkel in die Höhe und denke mir: „Nichts weißt du. Sei froh drum."

Aber es gibt noch etwas, was mich an seinem Satz stört. Was lange nachhallt, wie ein diffuses Kleben seiner Worte, die mich nicht mehr loslassen wollen. Erst sehr viel später wird mir klar, was an diesem Satz nicht stimmt. Es ist nicht die Tatsache, dass ich in diesem Moment das Gefühl habe, dass niemand, niemand auf der Welt je wissen kann, was und wie ich mich fühle. Es ist etwas anderes, was mir der Satz „Ich weiß genau, wie du dich fühlst" vor Augen führt: Es ist die Tatsache, dass ich nichts fühle. Ich fühle nichts. Ich fühle überhaupt rein gar nichts. Ich bin in meiner Wolke wie ein Embryo in seiner Schutzhülle. Alles, was um mich herum geschieht, dringt nur gepuffert zu mir durch. In meiner Wolke kann ich mich bewegen, ich kann agieren und reagieren, ich registriere, welche Reaktionen meine Handlungen hervorrufen. Wie in einer elastischen Hülle. Aber ich spüre es nicht. Ich höre und sehe alles, was um mich herum geschieht. Aber es rührt mich nicht an. Ich fühle die Welt nicht mehr. Zwischen mir und der Welt ist eine Schicht aus Luft, aus Watte, aus Ich-weiß-nicht-was. Ich bin taub. Fühltaub. Ich beobachte mich selbst. Ich gucke mir zu. Ich bin gar nicht ich. Ich bin gar nicht da. Paradox, denn zugleich war ich noch nie so sehr ich, so sehr bei mir, wie in diesen Tagen.

Wir gehen zu viert in die Redaktion. Einer der drei bimmelt mit dem redaktionseigenen Glöckchen, das üblicherweise die Mittagskonferenz einläutet oder bei anderen wichtigen Ansagen im Geschnatter des Großraumbüros Gehör verschafft. „Hört mal bitte alle kurz zu!", ruft einer der drei. „Sonja möchte euch etwas sagen." Nun habe ich meinen Auftritt. Ich hole tief Luft. „Ich bin heute hier, weil ich euch etwas sagen möchte." Pause. Noch mal Luft holen. Meine Stimme ist laut und fest. Ich bin absolut ruhig und bei mir, als ich sage: „Ich möchte, dass ihr wisst, was los ist, und ich möchte, dass ihr das von mir erfahrt." Ein Kollege, der immer etwas hektisch herumrennt, kommt auch jetzt hektisch näher gerannt. Eine Kollegin, die bei wichtigen Besprechungen immer telefoniert, telefoniert auch jetzt. Sie wird – wie immer – erst dann auflegen, wenn sie den Eindruck hat, etwas wirklich Wichtiges zu verpassen. Jeder Mensch bleibt, wie er ist, denke ich. Auch – oder gerade – in extremen Situationen. Ich rede weiter. Irgendwann legt sie auf. Nun ist es so still in diesem Raum, der täglich von Lärm und Hektik durchflutet wird, dass man die oft bemühte Stecknadel fallen hören könnte. Ausnahmsweise klingelt nicht mal ein Telefon. „Ich war in den vergangenen Tagen nicht da und habe ja auch davor immer mal wieder gefehlt." Ich schaue in die Runde. Es ist ruhig. Dreißig Augenpaare schauen mich gespannt an. In einigen Gesichtern meine ich Besorgnis zu erkennen. Mein Blick bleibt an dem Kollegen hängen, von

dem ich weiß, dass er sich bereits über meine häufigen Arzt-
besuche beschwert hat. Ich gönne mir einen kleinen Seiten-
hieb in seine Richtung: „Das ist ja einigen von euch schon
aufgefallen. Und es gibt einen Grund für die vielen Arztbe-
suche und häufigen Fehlstunden." Nun blicke ich ihm fest ins
Gesicht: „Ich habe Brustkrebs." Das sitzt. Ich atme tief durch.
Laut sage ich: „Ich will kein Mitleid, und ich will keine Hor-
rorgeschichten. Ich bin wild entschlossen, mich nicht unterkriegen zu lassen."

Dann wiederhole ich, dass die Heilungschancen gut seien,
ich aber nicht wisse, wann ich wieder voll arbeiten könne,
und dass ich einige der üblichen Aufgaben zurzeit nicht über-
nehmen könne, da ich zwischenzeitlich enorme Gedächtnis-
lücken hätte. „Die Ärzte sagen zwar, das sei normal und ge-
höre dazu – bei der Arbeit hier ist es aber vermutlich ziemlich
blöd. Außerdem erzähle ich zurzeit auch gerne alles dreimal.
Das – so sagt zumindest meine Schwester – sei bei mir allerdings auch normal, das täte ich sonst auch." Ich muss lachen,
einige Kollegen auch. „Aber sonst vergesse ich es wenigstens
nicht gleich." Ich erzähle noch, in welches Krankenhaus ich
gehen werde, dass ich den Eindruck habe, dort an ein gutes
Team geraten zu sein und mich gut aufgehoben fühle. Ich
schaue in die Runde, bevor ich sage: „Ich will so aufrecht wie
möglich da durchgehen, und ich freu mich über jeden, der
mir dabei hilft." Ich atme tief durch. „Danke fürs Zuhören,
jetzt möchte ich gehen."

Uff. Geschafft.

Träume ich? Stehen sie tatsächlich auf und klatschen?
Wow.

So, am liebsten will ich mich jetzt in Luft auflösen und
einfach verschwunden sein. Die Kollegen drängen sich um

mich. Ich will weg. Eine Kollegin, die gerne nur von sich redet, stürmt auf mich zu: „Also, ich hab mir ja auch schon gedacht, ich muss ja auch dringend mal wieder zur Mammographie gehen und …" „Ja", sage ich. „Komm, lass dich mal drücken", sagt sie und noch ehe ich „Stopp" sagen oder mich wegducken kann, drückt sie mich an ihren großen Busen. Auch das noch. Ich will das nicht. Ich habe doch gerade genug von mir gegeben. Überrascht stelle ich fest: Wenn sie mich drückt, tröstet sie sich, nicht mich. Mit ihrer Umarmung tut sie sich etwas Gutes, nicht mir. Sie hält mich fest, ihre Arme umschließen mich. Ich schiebe sie weg und murmele: „Lass gut sein." Ich habe wahrlich genug mit mir selbst zu tun.

Irgendjemand wird mich in den kommenden Tagen fragen: „Täte es dir gut, wenn ich dich in den Arm nehme?" Ich weiß gar nicht mehr, wer das wann zu mir gesagt hat, aber ich weiß noch, wie gut mir diese Frage tat. Wie sehr ich mich durch sie gestützt statt gefordert fühlte.

In diesem Moment aber, hier in der Redaktion, mitten unter den Kollegen, fühle ich mich wie frisch aus dem Schleudergang der Waschmaschine. Und zugleich groß und stark. Und bin unendlich stolz auf mich. „Mann, bin ich 'ne coole Sau!", denke ich mir beim Verlassen des Raumes. „Ja, das bist du tatsächlich", sagt eine Kollegin und klopft mir auf die Schulter. Huch – da hab ich das wohl laut gedacht.

Als ich endlich wieder vor der Tür stehe, mitten im Gewühl der Fußgängerzone, atme ich tief durch. „So", sage ich zu meinem Spiegelbild in einer Schaufensterscheibe. „Das haste schon mal geschafft." Dann lege ich erleichtert den Kopf in den Nacken und blicke in den Himmel. Ein Luftballon! Ein knallorangefarbener Luftballon zieht in den Himmel. Ich freue mich. Und schaue ihm lange nach. So lange, bis der kleine bunte Punkt verschwunden ist. Mit sich trägt er all meine Hoffnungen und Wünsche hinauf zu den Wolken.

Es dauert keine fünf Minuten, da bekomme ich die erste SMS von einem Kollegen. Er wünscht mir alles Gute. Ich stutze – der war doch eben gar nicht in der Redaktion, der ist doch heute zu Hause. Ich muss schmunzeln: Das Netzwerk funktioniert.

Dann beschließe ich, mir die neuen Joggingschuhe zu kaufen, die ich vor etwa einer Woche bestellt hatte und die sicher längst im Laden auf mich warten. Ich werde mir diese Schuhe kaufen. Und ich werde mit ihnen laufen. „Ich werde wieder gesund, und ich werde mit ihnen laufen", verspreche ich mir selbst. Ich blicke noch einmal zum Himmel, der Luftballon ist längst weg. Auch wenn ich sie zunächst mal ins Regal stelle und sie erst nach der Chemo benutze. Ich werde mit diesen Schuhen joggen! Wann auch immer. Dann habe ich wenigstens ein Ziel. Außerdem tut es gut, so banale Dinge zu tun, wie Schuhe anzuprobieren. Glücklich trage ich sie etwas später nach Hause. An der Seite sind sie orange. Wie der Luftballon.

Viele Wochen später, bei einer Stippvisite in der Redaktion, finde ich einen Umschlag in meinem Postfach. Er ist nicht adressiert, darin ist eine Postkarte. Nanu? Geschrieben ist sie von einer Kollegin. „Liebe Sonja, als du am Freitag in der Redaktion warst, bin ich nicht zu dir gekommen. Ich hätte sofort angefangen zu heulen, und deswegen nutze ich nun diesen Weg, um dir zu sagen, wie mutig ich es von dir fand, uns von deiner Erkrankung zu erzählen. Ich wünsche dir von Herzen alles Gute und hoffe, dass du von allen Seiten die Unterstützung bekommst, die du brauchst, um schnellstmöglich wieder gesund zu werden. Wie sehr du das willst, hast du am Freitag schon bewiesen. Weil dir meine Tränen nicht geholfen hätten, auf diesem Weg ein dicke Umarmung." Damit rührt sie mich zu Tränen. Ich bin ihr unendlich dankbar für so viel Reflexion, Verständnis und Mitgefühl. Wie heißt es noch: „Es ist nicht nur wichtig, was man tut, genauso wichtig ist, was man nicht tut." Und ich beschließe, all denen dankbar zu sein, die nichts sagen, wenn sie nichts zu sagen wissen oder es nichts zu sagen gibt.

3. Krankenhaus

Nur nicht ins Gewitter kommen

Es ist der Tag vor der Operation. Ich muss zur Aufnahme ins Krankenhaus. Es sollen einige Voruntersuchungen und Vorbereitungen für die Operation gemacht werden, über Nacht darf ich dann noch mal nach Hause. Ich sitze also morgens um halb acht schon im Krankenhaus, fülle Formulare aus, wandere von der Aufnahme zur Station und wieder zurück, werde hier untersucht und dort zur Blutabgabe gebeten, lasse mein Herz untersuchen, gebe mein Einverständnis zur Anästhesie – es stehen ein halbes Dutzend Untersuchungen auf dem Programm. Der Freund ist da und wandert tapfer mit mir durch die Gänge. Die Krankenschwester der Station, auf der mein Zimmer ist, weist uns den Weg zum nächsten Termin. Und noch während sie redet, habe ich schon wieder vergessen, wo ich jetzt hin soll. Erst zu Doktor X im fünften Stock oder erst zu Doktor Y im zweiten? Und wie komme ich da hin? Rechts oder links den Gang runter, was hatte sie jetzt gesagt? Erst links, dann hinter der Tür wieder links, dann rechts. Okay. Ich laufe los. Halt, ruft der Freund, wo willst du hin? Ich schaue ihn hilflos an. Wieso? Erst rechts, dann … ach, ich weiß es schon wieder nicht mehr. Ich stehe völlig neben mir. Wo soll ich jetzt überhaupt noch mal genau hin? Und warum? Der Freund schiebt mich sanft von einem Termin zum nächsten, bringt mich von einem Untersuchungszimmer zum anderen und achtet darauf, dass weder ich noch irgendwelche Unterlagen verloren gehen. Irgendwann gehen wir in der Kantine Mittagessen, danach geht es weiter. Es müssen Drähte verlegt werden, die den Tumor markieren, damit der Arzt bei der Operation am nächsten Tag weiß, welcher Bereich entfernt werden muss. Unter lokaler Betäubung werden also ziemlich lange Drähte in meine Brust gepflanzt. Das ist genauso fies, wie es klingt. Ihre Enden hängen aus der Brust heraus, sie werden mit Pflaster festgeklebt. Fertig. „Wir haben jetzt die zwei Stellen markiert und morgen ...", sagt die Ärztin gerade. Zwei? Wieso zwei? Es war doch von drei Tumorherden die Rede. Drei? Was? Ein ungläubiger Blick in die Unterlagen, noch mal untersuchen, noch mal in die Unterlagen sehen. Noch mal ein ungläubiger Blick. Es stimmt: drei. Also noch mal eine lokale Betäubung, noch mal ein Ultraschall, noch mal eine Drahtmarkierung einpflanzen. Und noch mal ein Pflaster aufkleben. Der Freund hält meine Hand.

Zum Schluss geht es in den Keller des Krankenhauses. Dort soll der Wächterlymphknoten markiert werden. Radioaktiv. Uuh – ich werde ein Kernkraftwerk. Will ich das? Ich werde hier nicht gefragt. Der Arzt wartet. Weiter. Schwarzgelbes Warnzeichen auf der Tür. Dahinter eine dicke Spritze. Der Arzt spritzt mir das radioaktive Mittel in die Brust und sagt, damit markiere er nun den Wächterlymphknoten farblich. Bei der Operation werde der radioaktivleuchtende Knoten dann mit einem Geigerzähler aufgespürt, entnommen und noch während der Operation vom Pathologen untersucht. Dieser rufe dann im Operationssaal an und gebe den Operateuren Bescheid, ob der Wächterlymphknoten befallen oder frei sei. Davon hänge dann ab, ob nur einige wenige oder sehr viele Lymphknoten entfernt werden müssten. Das werde telefonisch geklärt und erst während der Operation entschieden. Die telefonieren? Während meiner Operation? Manche Dinge will man ja gar nicht wissen. Krebs verteile sich im

Köper entweder über das Blut oder die Lymphe, erklärt der Arzt. Und die fließe eben durch diesen Wächterlymphknoten. Der Wächterlymphknoten gebe also Aufschluss darübcr, ob der Krebs sich bereits im Körper verteilt habe. Verteilt? Wie? In meinem Körper? Im ganzen Körper? Bin ich womöglich schon von oben bis unten verkrebst? Etwas schnürt mir die Kehle zu. Allmählich ahne ich: Von der Frage „Wächterlymphknoten frei oder nicht?" wird nicht nur die Wahl meiner Chemotherapie abhängen, sondern auch die Prognose meiner Heilung, meines Überlebens.

„Jetzt erst mal abwarten", sagt der Arzt. Abwarten? Der hat Nerven. Sei der Wächterlymphknoten von Krebszellen befallen, sei davon auszugehen, dass sich der Tumor bereits auf Wanderschaft in meinem Körper gemacht habe, wiederholt der Arzt. Sei er hingegen frei, sei die Lage eine sehr viel bessere. „Und darauf hoffen wir jetzt mal", sagt er. Der Arzt guckt mich an. Ich gucke den Arzt an. Sag bloß nicht „Machen Sie sich keine Sorgen!", denke ich. Dieser Satz hat sich bisher als denkbar schlechtes Omen erwiesen. Bitte sag ihn nicht! Er guckt mich an, lächelt und sagt: „Ich drücke Ihnen die Daumen!"

Wir verabschieden uns und wandern wieder ein paar Stockwerke höher zurück auf die Station. Die Drähte, die aus meiner Brust herausbaumeln, pieksen, und das Pflaster hat sich gelöst. Das soll nicht sein. Wieder warten, bis der Arzt kommt. Er hat ein vertrautes Gesicht, es ist Doktor Richard. Er fixiert die Drähte, prüft noch einmal deren Lage und scheint zufrieden. „So. Jetzt machen Sie sich noch einen schönen Abend." Einen schönen Abend? „Ja. Gehen Sie schön essen oder so." Sonst noch was? Muss ich irgendwas beachten? Mit diesen Drähten, die da aus mir raushängen? Nö. Nichts. Doch. Er grinst: „Nur nicht ins Gewitter kommen!"

Schon operiert

Am nächsten Morgen um halb sieben bin ich im Krankenhaus. Ich warte auf der Station darauf, dass mir mein Zimmer
zugewiesen wird. Links neben mir steht eine Tasche mit meinen Sachen. Rechts neben mir sitzt der Freund. Eine Schwester schiebt einen Wagen über die Gänge, sie verteilt das Frühstück. Der Freund zieht sich am Automaten einen Kaffee. Ich
möchte auch einen, darf aber nichts trinken: Ich muss nüchtern bleiben. Irgendwann bringt mich eine Krankenschwester in mein Zimmer. Es ist freundlich, hell und geräumig. Eine
Seite besteht nur aus Fenstern. Die Krankenschwester zieht
die Gardinen zu und zeigt aufs Bett. „Da können Sie es sich
schon mal gemütlich machen. Und bitte diese Sachen anziehen." Auf dem Bett liegen ein paar Thrombosestrümpfe und
ein OP-Kittel. Na großartig.

Ich packe erst einmal meine Sachen in den Schrank. Viel
ist es nicht, ich will ja hier nicht lange bleiben. Dann ziehe ich
mir das Kittelchen an, die sexy OP-Unterhose, die superhei-
ßen Strümpfe und lege mich ins Bett. Und warte darauf, dass
ich drankomme. Ich warte ziemlich lange. „Wie spät ist es?",
frage ich den Freund. „Acht." Das ist der Moment, vor dem ich
mich gefürchtet hatte. Rumliegen und warten. Wissen, dass
man nun nicht mehr gehen kann. Oder könnte ich noch? Klar
könnte ich noch. Aber was dann? Ich starre aus dem Fenster.
Nach einer halben Ewigkeit gucke ich wieder auf die Uhr. Es
ist noch nicht mal halb neun. Der Freund geht die Krankenschwester fragen, wann ich denn wohl drankomme. Wahrscheinlich so ab zehn, halb elf, lautet die Antwort. Zehn, halb
elf? Uff, dabei hab ich jetzt schon so Hunger. Und Durst. Nicht
mal einen Schluck Wasser darf ich trinken. Ich hab ganz trockene Lippen. „Wie schnell kann man eigentlich verdursten?",

frage ich den Freund. Er grinst. „Keine Chance. Bis halb elf schaffst du das nicht." Neidisch gucke ich auf den Pappbecher, den der Freund in der Hand hält. Er ist neidisch, dass ich im Bett liegen darf, sagt er. Ich biete ihm an, sich dazuzulegen. Er will nicht. Stattdessen holt er sich einen Stuhl, setzt sich an meine linke Seite und fängt an, an der Fernbedienung des Bettes rumzuspielen. Er drückt auf verschiedene Knöpfe, senkt erst das Kopfteil ab, dann sausen meine Füße mit einem Schwung nach oben. Überrascht müssen wir lachen. Irgendwann hat er den Knopf gefunden, mit dem er das ganze Bett rauf und runter bewegen kann, und nun drückt er hingebungsvoll auf sämtliche Knöpfe, das Kopf- und das Fußteil schnellen abwechselnd in die Höhe und wieder zurück, zugleich saust das ganze Bett rauf und runter. Ich muss fast aufpassen, dass ich nicht rausfalle, wir lachen uns schlapp. Irgendwann schnappt sich der Freund einen von den Plastikhandschuhen für die Krankenschwestern, die in einer Box auf der Fensterbank stehen. Er bläst Luft hinein wie in einen Luftballon, knotet ihn zu, zieht einen Kuli aus der Tasche und malt dem Handschuh ein Gesicht. Dann hockt er sich wieder neben mich, bewegt den Handschuh mit dem aufgemalten Gesicht, spricht als Luftballon-Männchen mit mir, drückt mit der anderen Hand die Fernbedienung für das Bett und lässt mich rauf und runter sausen. Fast ersticke ich vor Lachen.

Irgendwann geht die Tür, die Krankenschwester schaut herein. „Was ist denn hier los?" Sie schaut verdattert, muss ebenfalls lachen und sagt: „So etwas habe ich ja noch nie erlebt! Dann macht es Ihnen ja vielleicht gar nicht so viel aus: Sie müssen leider noch ein paar Stunden warten, es ist ein Notfall dazwischengekommen." Noch ein paar Stunden warten? Das heißt: noch ein paar Stunden Hunger und vor allem Durst haben. Unglaublich, dass andere durch die Wüste wandern, ich phantasiere schon jetzt von kühlen Drinks und literweise frischem Wasser.

Irgendwann geht die Tür wieder auf, die Krankenschwester guckt wieder rein. „In zehn Minuten geht es los." Huch. So schnell wollte ich dann doch nicht … Ich gucke auf die Uhr. Es ist halb eins. Der Freund drückt meine Hand. Die Krankenschwester fragt, ob er mich zum OP fahren will. Er will. Der Freund schiebt das Bett, ich liege darin und gucke an die Decke. Huch, da wird einem ja ganz schwindelig. Schnell mache ich die Augen zu. Wir fahren bis zu einem Aufzug, dann löst die Krankenschwester den Freund ab. Ich kriege noch einen Kuss, ehe sich die Aufzugtür hinter mir schließt. Erst jetzt sehe ich: Die Kabine hat einen Sternenhimmel aus kleinen Leuchtdioden.

Dann wird mein Bett neben eine riesige Öffnung in der Wand gefahren, die Matratze wird hochgefahren, und ich werde mit einem kräftigen Ruck vom Bett durch die Öffnung gezogen. Jetzt liege ich wie auf einer riesigen Durchreiche, wie sie in den Siebzigerjahren häufig zwischen Küche und Esszimmer waren. Auf der einen Seite schiebt die Krankenschwester gerade mein Bett weg, auf der anderen schiebt jemand eine Liege heran. Hier ist jetzt alles OP-grün. Die Gummimatte, auf die ich jetzt, wie ein Stück Fleisch, gezogen werde, ist ebenfalls grün. Ich grusele mich ein bisschen. Bestimmt ist sie kalt und klebrig. Aber nein, sie ist warm und angenehm. Sie wird beheizt! Das ist aber schön. „Hallo, Frau Funke", werde ich von einem grünen Kittel begrüßt, den ich nicht kenne. Der Kittel fährt mich in den Narkoseraum. Wieder auf dem Rücken liegend, flitzen die Wände vorbei – also, das ist echt nicht mein Ding, mir wird schon wieder ganz flau.

Aber vielleicht liegt das auch am Hunger. Ich schließe wieder die Augen. Aber nur kurz. Ich habe solchen Durst. Dann linse ich an der Seite durch die halbgeschlossenen Lieder. Ich bin doch zu neugierig, wie es hier aussieht.

Nun liege ich im Narkoseraum und warte schon wieder. Ich hab Hunger wie ein Wolf und könnte einen ganzen See austrinken. Inzwischen ist es kurz vor eins. Eine junge Frau stellt sich neben mich, sie sei die Assistenzärztin Frau Soundso und werde mir jetzt die Nadel für die Narkose legen, sagt sie. Dazu beugt sie sich über mich. Sie hat offensichtlich gerade einen Keks gegessen, sie kaut noch, und der Duft strömt in meine Richtung. Ich erkenne ihn sofort! Orangen-Schokoladenkekse! Meine Lieblingskekse aus dem Kindergarten! Dass es die noch gibt! Ich muss schlucken. Mein Magen knurrt laut und vernehmlich. „Hungrig?", fragt die Assistenzärztin. „Hm", mache ich. „Der Professor war auch gerade schon was essen und hat sich gestärkt." Ja super, schönen Dank. Aber dann ist er wenigstens nicht hungrig, wenn er mich gleich aufschneidet, versuche ich mich in positivem Denken. Hat ja auch was für sich. Und was für ein seltsamer Nachtisch. Einmal Brust-OP zum Dessert. Ich weiß nicht, Mediziner wäre wohl doch kein Beruf für mich. Autsch! Was ist das denn? Die Assistenzärztin will mir einen Zugang für die Narkose legen und sticht eine Nadel in meinen Handrücken. Da sie mich nicht gewarnt hat, überrascht mich der Schmerz, und ich ziehe reflexartig die Hand von ihr weg. „Sie haben die Hand weggezogen!", schimpft sie. „Habe ich nicht!", schimpfe ich zurück. Was natürlich Unsinn ist. Klar habe ich. Sie fummelt schon wieder an meiner Hand herum, ich ziehe sie wieder weg. „Ich muss doch den Zugang legen!", fährt sie mich an. „Oder wollen Sie ohne Narkose operiert werden?" Sie hält meine Hand fest und sticht noch einmal zu, ich ziehe meine Hand wieder weg und schimpfe noch einmal. Wir streiten uns ein bisschen. „Dann macht das halt der Narkosearzt", sagte sie gereizt. Es klingt wie eine Drohung. O weh, mit seinem Narkosearzt sollte man es sich wohl besser nicht verscherzen. Der tritt gerade von hinten an mein Bett. Ich höre eine freundliche Stimme hinter meinem Kopf: „Na, wen haben wir denn hier? Die Frau Funke, hallo! Ich bin Doktor …" Seinen Namen höre ich schon nicht mehr. Ratzfatz. Sekundenschnell hat er mich in die Narkose versetzt.

Das Nächste, was ich spüre, ist, dass mir jemand die Wange tätschelt. Ich will die Augen öffnen. Es geht nicht. Wo bin ich? „Hallo?" Ich will antworten, aber auch das geht nicht. Neben mir stöhnt jemand. Bin ich das? Nein. Es kommt von der Seite, nicht aus mir raus. Mein Körper ist schwer. Alles ist schwarz. Ach so, vielleicht liegt das daran, dass meine Augen immer noch zu sind. Neuer Versuch: Augen öffnen. Geht nicht. Vielleicht eins nach dem andern? Geht auch nicht. Meine Augen gehen nicht auf. Ob die nie wieder aufgehen? Na wunderbar. Wo bin ich eigentlich? Neben mir stöhnt es noch lauter. Wieder tätschelt jemand meine Wange. „Hallo? Frau Funke! Ich bin Doktor Soundso!" „Bin ich schon operiert?", will ich den Wangentätschler fragen. Aber mein Mund bewegt sich nicht. Meine Lippen kleben aufeinander. Na, das ist ja super. Augen zu, Mund zu und um mich herum ein Riesengestöhne. Ob ich schon im OP-Raum bin? Vielleicht versuchen sie noch, mich in Narkose zu versetzen. Vielleicht klappt es nicht. Vielleicht ist etwas schiefgegangen. Womöglich werde ich gerade operiert und spüre gleich, wie sie an mir herumschneiden. Wie furchtbar! Kann ich eine Hand bewegen? Nein, ich kann keine Hand bewegen. Panik steigt in mir auf. Ich bin in mir selbst gefangen, und um mich herum ist es dunkel und stöhnt. Wieder ein „Hallo? Frau Funke?" „Hmm", stöhne ich jetzt auch. „Sie ist wach", sagt jemand. Wach ist gut, denke ich. Das Stöhnen neben mir wird leiser, ich dämmere wieder weg. Später werde ich erfahren, dass ich schon operiert war und im Aufwachraum lag.

Irgendwann blinzle ich durch meine schweren Lider. Ich bin in meinem Zimmer. Der Freund ist da. Meine Mutter auch. Langsam werde ich wieder wach.

Am nächsten Morgen kommt der Professor zur Visite. Er steht an meinem Bett und blickt mich freundlich an. Sehr gut und sehr wichtig ist, dass der Wächterlymphknoten krebsfrei war, sagt er. Denn das bedeutet, dass die Lymphe noch nicht vom Krebs befallen ist. Seine Augen blitzen fröhlich, und sein Schnauzbart lächelt mich an. Was für eine großartige Nachricht! Wunderbar! Erleichtert sinke ich in meine Kissen zurück. Der Professor sieht mich immer noch an. Der Schnauzbart hat aufgehört zu lächeln. Nicht so gut ist allerdings, dass während der OP eine weitere Gewebeveränderung gefunden wurde, die man leider nicht im Gesunden entfernen konnte. Mein Gesicht ist ein Fragezeichen. Der Professor erklärt: „Man schneidet bei der OP das befallene Gewebe mit einem gewissen Sicherheitsabstand heraus. Es wird also immer auch etwas von dem gesunden Gewebe entfernt – deswegen sagt man, wenn alles gut ist, es wurde im Gesunden entfernt." Genau das sei bei mir aber nun eben leider nicht der Fall. Wie? Bei mir ist nicht alles gut? Was heißt das? „Das heißt, dass wir Sie noch einmal operieren müssen."

Noch mal?

Echt?

Och nö.

„Wir operieren Sie noch einmal und hoffen, dabei das befallene Gewebe dann vollständig zu erwischen. Sollten wir es aber wieder nicht im Gesunden entfernen können, müssen wir Ihnen die Brust abnehmen."

Bitte was?

Der Professor nickt bekümmert. Sein Schnauzbart wippt. Ja, das ginge dann leider nicht anders. „Jetzt warten wir erst mal ab, vielleicht ist ja auch alles gut. Sie können jetzt nichts anderes machen, als hier zu liegen und sich auszuruhen. Erholen Sie sich etwas."

Na, der hat Nerven! „Und was kommt jetzt?" „Jetzt kommt erst mal das Frühstück. Und übermorgen werden Sie noch mal operiert."

Noch mal operiert werden.

Uff.

Der Krebs ist nicht weg.

Wieso nicht?

Ich hab Krebs, und er geht nicht weg.

Sie haben ihn nicht erwischt.

Verdammt!

Er hat sich versteckt.

Er muss aber weg.

So geht das nicht.

Ich will ihn nicht.

Vorsichtig taste ich mit der rechten Hand nach meiner Brust.

Abnehmen?

Tränen laufen mir über das Gesicht.

Das geht doch nicht.

Sie gehört doch zu mir.

Behutsam halte ich die verbundene Brust in der Hand.

Über den Verband wurde mir ein BH gezogen. Damit sie in Form bleibt. Und jetzt soll sie weg? Sanft streiche ich mit den Fingern über den Stoff.

Meine Brust.

Irgendwo da drin ist der Krebs. Ein kleiner Krebs. Ein Krebsi. Ob er mich hören kann?

„Hör mal, du Krebsi", sage ich. „So geht das aber nicht! Das hier ist meine Brust. Du hast da nichts verloren. Es ist okay, dass du da warst. Und es ist okay, dass du mir – vielleicht – eine Menge beibringen wolltest. All so Dinge wie Dankbarkeit und Demut und Schwierige-Zeiten-durchstehen-können und so. Und dass mein Leben gar nicht so schlecht ist, wie ich manchmal meine, wenn ich mal wieder ganz schön an den Details rumnörgele. Das habe ich wohl schon jetzt begriffen. Und dafür danke ich dir. Tatsächlich. Auch wenn es komisch klingt. Aber jetzt reicht es. Ich werde dich nicht vergessen, und falls du mir etwas sagen wolltest, habe ich das jetzt, glaube ich, kapiert. Ich werde mir deine Botschaft merken. Sie ist angekommen. Sicher werde ich in Zukunft einige Sachen in meinem Leben anders sehen. Und einige hoffentlich auch anders machen. Du hast deinen Job hier also erledigt. Du darfst jetzt gehen. Ich brauch dich nicht mehr. Nie mehr! Ist das klar? Jetzt mach dich vom Acker. Und nimm bittschön all deine Krebsi-Kumpels mit. Alle. Komplett. Und lass mir meine Brust. Bitte."

Mühsam wühle ich mich aus dem Bett und wandere ins Bad. Der Weg dorthin kommt mir vor wie eine Himalaya-Expedition. Endlich stehe ich am Waschbecken. Mit beiden

Händen stütze ich mich auf. Uff! Mann, bin ich schlapp. Ich hebe den Kopf und schaue in den Spiegel.

WAS IST DAS DENN?
Ich glaub, ich spinn.
Ein Pickel!
Ein RIESENPICKEL!
Mitten auf der Nase!
Reicht es nicht, dass ich hier zwischen zwei Krebsoperationen mit einem Riesenverband, Schmerzen überall und Angst bis zum Hals im Krankenhaus stehe? Muss ich da auch noch einen PICKEL haben? Wer hat sich das denn ausgedacht?
Wütend starre ich den Pickel an. „Mach, dass du da wegkommst! Aber schnell!", fauche ich ihn an, als sei er der Krebs.
Beleidigt lege ich mich wieder ins Bett. Mir reicht's für heute!

Zwei Tage später die ganze Prozedur noch mal: Noch mal nüchtern bleiben, noch mal OP-Hemdchen anziehen, noch mal warten. Diesmal allein, der Freund muss zur Arbeit. „Nicht schlimm", sage ich. Er war zerknirscht. Leider könne er diesmal auch nicht da sein, wenn ich aufwache. „Nicht schlimm", sage ich. Noch mal im Bett durch die Gänge geschoben werden, nochmal den Sternenhimmel im Aufzug betrachten. Die Krankenschwester, die mein Bett schiebt, sagt, den Sternenhimmel gebe es nur im Aufzug zum OP. Diesmal kommt mir das makaber vor. Blöde Leuchtdioden. Noch mal durch die Schleuse gereicht werden, noch mal Narkose, noch mal im Aufwachraum die Wange tätscheln lassen. Noch mal halb benebelt zurück ins Zimmer geschoben werden. Ich öffne die Augen. Das Erste, was ich sehe ist: der

Freund! Der Freund ist da! Obwohl er gesagt hat, er könne nicht kommen, ist er nun doch da.

„Ist sie noch dran?", ist das Erste, was ich frage, als ich wieder einen Satz artikulieren kann. Der Freund lächelt. Und nickt.

Wie wunderbar! Ich schließe die Augen. Der Freund ist da, und ich bin keine Amazone. Alles ist gut. Selig sinke ich in einen tiefen Schlaf.

Die Ärztin kommt in mein Zimmer. Die Operation sei gut verlaufen, sagt sie. Nicht so gut sei hingegen, dass sie während der Operation noch einen vierten Knoten gefunden hätten. Den hätten sie zwar sofort entnommen, problematisch sei aber, dass er etwas abseits von den übrigen Knoten, in einem anderen Quadranten der Brust, gewachsen sei. Er werde jetzt untersucht. Sei er gutartig, sei alles in Ordnung, sei er hingegen bösartig … – sie bricht ab. Ich schaue sie an und frage: „… jaaa?" „Die Brustabnahme ist noch nicht vom Tisch", sagt sie. Ich sehe einen Tisch. Auf ihm liegt meine linke Brust. Das Gewebe sei jetzt in der Pathologie, sagt die Ärztin gerade. „Wir müssen warten, bis der Befund da ist. Dann können wir sehen, ob diesmal alles im Gesunden entfernt wurde und was mit dieser vierten Stelle ist. Sobald wir etwas wissen, sagen wir Ihnen Bescheid. Aber vor Dienstag brauchen Sie nicht mit einem Ergebnis zu rechnen." Na bravo. Erschöpft falle ich in die Kissen. Dienstag. Bis Dienstag sind es vier Tage.

Vier Tage warten.

Warten

Ich starre aus dem Fenster. Die Sonne scheint. Im Hinterhof des Krankenhauses stehen zwei Leichenwagen. Aus einer Tür kommen zwei Männer, sie rollen einen Sarg in den Hof und schieben ihn in einen der Leichenwagen. Oje, oje, das anzusehen fühlt sich nicht gut an. Gestern bin ich mit dem Freund über den Hof spaziert, da stand ein Wegweiser zu einem Vortrag über den „Rheumafuß" und wie man ihn behandelt. Und da wollte ich ein bisschen lachen und dachte, na ja, so schlimm ist es ja nicht, was ich habe. Da habe ich doch lieber nur ein bisschen Brustkrebs. Aber dann ist mir das Lachen im Hals steckengeblieben, und ich habe gemerkt, das, was ich habe, ist ja viel schlimmer als ein Rheumafuß.

Warten
Warten
Warten
Zur Untersuchung. Die Leber wird geröntgt. Keine Metastasen. Puh …

Sonntag. Noch zwei Tage warten

Am Vormittag kommt eine Ärztin ins Zimmer gepoltert, um mir die Kanüle und die Drainage zu entfernen. Sie stampft mit einem Bauerntrampelschritt quer durchs Zimmer an mein Bett, reißt hektisch die Vorhänge auf und guckt mürrisch. Ich habe ein bisschen Angst. Und ich habe auch einfach keine Lust mehr darauf, dass mir irgendwas weh tut. Ich frage die Ärztin, die sich gerade über mich beugt und sich an den Schläuchen zu schaffen macht, die aus mir raushängen, ob sie das bitte vorsichtig machen kann. „Ich mache gar nichts vorsichtig!", herrscht sie mich an. Oje, da weiß ich ja schon mal, wie ich dran bin. Ich halte die Luft an und bin überrascht, als es dann doch nicht so weh tut, wie befürchtet. Ein kurzer Ruck, und ich bin von sämtlichen Schläuchen befreit.

Und dann darf ich duschen! Endlich mal wieder! Endlich auch die gelbe Desinfektionsfarbe abspülen. Was für eine Wohltat! Fast fühlt es sich an wie ein Spa-Besuch.

Später kommt meine Freundin Jule und wäscht mir die Haare. Spa und Frisör an einem Tag! Toll! Danach werde ich aussehen wie Kleopatra! Ich sitze auf einem Hocker, den Rücken vor dem Waschbecken, und Jule shampooniert mir den Kopf. Anschließend föhnt sie mir sogar die Haare. Das ist echt süß. Und mir wirklich eine große Hilfe. Endlich fühle ich mich nicht mehr eklig. Jule bleibt noch eine ganze Weile, sie erzählt von ihrer kleinen Tochter. Dann ist Jule weg, und kurz darauf kommt das Mittagessen. Als ich das Tablett wegbringe und mit einer Tasse Tee zurück in mein Zimmer latsche, kommt gerade der Freund die Treppe hochgelaufen. Wie schön! Wir gehen zusammen aufs Zimmer, erzählen ein bisschen, kuscheln uns aneinander und machen dann sogar einen Spaziergang. Einmal um die Schrebergärten herum, die an den Park des Krankenhauses grenzen. Endlich mal wieder vor die Tür gehen! Die frische Luft ist herrlich, die Sonne scheint. Am Nachmittag kommt mit meiner Freundin Laura der nächste Besuch. Sie hat mir ein paar lustige DVDs zum Anschauen mitgebracht und schenkt mir einen dicken warmen Schal. Riesig breit, so groß wie ein Badelaken. Fast schon eine Decke. Sie meint, ich brauche jetzt etwas Warmes, in das ich mich hineinkuscheln kann.

Ich liege im Bett, gucke aus dem Fenster, das Telefon klingelt. Meine beste Freundin aus Studienzeiten ruft an und will mich trösten: „Das ist doch alles nicht schlimm. Sieh zu, dass du wieder gesund wirst." Ich sage nichts. Denn es stimmt nicht. Es ist wohl schlimm. Und langsam wird mir klar, wie schlimm. Ungeheuer schlimm. Traurig lege ich auf.

Ich schaue auf das Tischchen neben meinem Bett. Da türmen sich Blumen, Briefe und Postkarten. Mein Blick bleibt an einer Postkarte hängen. Ich wüsste gar nicht, was ich jemandem in meiner Situation sagen oder schreiben würde. Ob ich überhaupt schreiben würde? Was würde ich schreiben? Oft spüre ich am anderen Ende der Leitung genau diese Hilflosigkeit, die wohl auch mich gefangen nähme, lese die Unsicherheit zwischen den Zeilen. Was sagen? Was fragen? Was besser nicht? Wann stört man? Wie hilft man? Warum lernt man das nirgendwo? Dabei hilft es bereits zu wissen, dass andere an mich denken. Schön, dass sie trotz aller Zweifel einfach zum Stift oder zum Hörer greifen. Es hilft auch – und zwar ganz enorm –, wenn jemand anruft und sagt, er wisse leider überhaupt nicht, was er sagen solle, er wolle sich einfach nur mal melden und mich wissen lassen, dass er an mich denkt. Ich freue mich unendlich über jeden Gruß, jeden Anruf, jede Postkarte. Mit Besuch ist es etwas anders. Um mich herum mag ich jetzt nur meine Liebsten. Überraschungsbesuche mag ich nicht besonders. Ich freue mich zwar, wenn mir jemand anbietet, vorbeizukommen, lehne Besuche von Bekannten und Kollegen aber meist dankend ab. Schön ist, wenn die Krankenschwester ins Zimmer kommt und fröhlich ruft: „Hier ist wieder Post für Sie!"

Mir tun meine Knochen weh, und ich bin müde und kaputt. Gerade als ich ein bisschen vor mich hin weine, wird die Tür aufgerissen: Kathrin platzt herein und schreit: „Hallo! Hier ist die Schnitte!" Sie streckt mir eine von den tollen Himbeerschnitten entgegen, die ich so gerne esse. Lecker! Nachdem wir den Kuchen verputzt haben, massiert sie mir Hände und Füße. Toll!

Ich bin müde. Mir tut alles weh. Ich versuche zu schlafen. Es geht nicht. Ich schlage die Augen wieder auf, starre an die Decke. Das ist heute kein guter Tag. Es nervt mich alles. Später kommt dann meine Schwester vorbei. Wir sitzen in meinem Zimmer und quatschen und erzählen. Dann essen wir zusammen Abendbrot. Das wird ein kleines Fest: Baguette, Schinken und Salami, die der Freund am Tag vorher mitgebracht hatte, eine leckere knallorange Kaki und zum Nachtisch ein Stückchen Schokolade. Herrlich! Irgendwann ist Zeit zum Schlafen. Ich bringe das Tablett nach draußen und sehe, dass die Krankenschwestern die Türen auf der Station weihnachtlich geschmückt haben. Das sieht total süß aus. An jeder Tür hängt ein kleiner Strohstern, und auf die Palme an der Sitzecke haben sie kleine Nikolausmützen und andere Weihnachtssachen gesteckt und unten einen dicken Nikolausbeutel drangehängt, das ist alles ganz niedlich. Die Fenster haben sie mit Engelsbildern und Sternchen vollgeklebt. Ich lasse mir von der Nachtschwester ein paar Schmerztabletten und ein bisschen Schlafmittel geben. Ich bin ganz müde, aber schlafen mag ich trotzdem nicht. Ich habe ein bisschen Angst davor, was ich wohl träume. Trotz all der netten Besuche, trotz all der Ablenkung. Heute bin ich wirklich genervt. Ich habe einfach keinen Bock mehr. Und ich darf gar nicht daran denken, was passiert, wenn ich jetzt noch einmal operiert werden muss. Noch mal eine Narkose, noch mal eine Operation, noch mal eine Drainage und noch mal eine Kanüle im Arm. Den ganzen Kackfilm noch einmal … Ich will nicht mehr! Was für ein Scheiß. Ich will auch nicht mehr geduldig zu sein, und ich mag mich auch nicht mehr über den freien Wächterlymphknoten freuen. Ich will einfach nicht mehr. Und schon gar nicht will ich ein drittes Mal operiert werden. Denn das würde ja heißen, dass sie mir die Brust abnehmen. Meine Brust! Das will ich nicht. Das will ich überhaupt gar nicht. Ich starre aus dem Fenster. Wo kommt sie denn dann hin? Und wie sehe ich dann aus? Kommt sie in den Müll? Werfen sie meine Brust in die Tonne? Bin ich dann eine Amazone? Aber die haben sie sich doch freiwillig abgeschnitten. Damit sie besser Bogenschießen können. Ich will nicht Bogenschießen. Ich will meine Brust.

Schneiden sie die einfach so ab? Bleibt da ein Loch? Was für eine Horrorvorstellung – wo geht der Fernseher an? Einmal durch alle Kanäle zappen. Alles zu schrill, zu laut, zu nervig. Fernseher wieder aus.

Noch ist sie dran. Unter einem dicken Verband. Bisher habe ich mich noch nicht getraut, richtig hinzuschauen, wie sie jetzt aussieht. Man sieht schon durch das T-Shirt, dass sie nun ein bisschen kleiner ist, aber das macht nichts. Wenn sie nur hoffentlich dranbleibt. Dann werde ich sie so mögen, wie sie ist. Bestimmt! Versprochen! Auch wenn sie ein bisschen kleiner ist und ein bisschen eine andere Form hat. Hauptsache, sie schneiden sie mir nicht ab. Die ganze Zeit war ich ganz zuversichtlich, aber jetzt ist die Zuversicht grad mal weg. Ich denke an den Freund. Der ist so lieb. Er sagt immer und immer wieder, dass er mich so liebt, wie ich bin, und dass er mit mir zusammenbleibt, auf jeden Fall, egal, was passiert, und dass wir das zusammen durchstehen. Und das ist schön. Wie gut, dass ich den hab. Was für ein Geschenk.

Montag. Jetzt bin ich schon fast eine Woche im Krankenhaus. Noch einen Tag warten, bis endlich das Ergebnis aus der Pathologie kommt.

Warten
Warten
Warten

Hoffen

Warten

Bangen

Warten
Warten
Weinen

Warten
Warten
Schlafen.

Alles ist gut, und ich darf morgen nach Hause!!!

O wie wunderbar! Die Ärztin war gerade da, um mir zu sagen, dass der Tumor nun vollständig im Gesunden entfernt wurde und dass die Brust dranbleibt und dass ich morgen nach Hause darf! Ich bin so glücklich! Sie haben drei Krebsis und eine Vorstufe entfernt und das mit einem Sicherheitsabstand von zehn Millimetern – und einer wäre nur nötig gewesen. Oh, ist das schön! Ich bin so glücklich!

Das ist jetzt die letzte Nacht im Krankenhaus, und ich habe mir gerade eine Schlaftablette geben lassen. Ohne geht es doch nicht. Es ist schon zwanzig nach zwölf, und ich bin immer noch ganz aufgekratzt und hellwach. Das war ein schöner Tag heute! Komischerweise kommen jetzt am Abend trotzdem langsam ganz viele Ängste, und ich mache mir Sorgen. Aber heute Morgen war es schön. Da habe ich mich erst ganz doll gefreut, als die Ärztin kam, das war toll. Und dann habe ich alle angerufen, erst den Freund, dann meine Familie, Freunde, die Kollegen. Das war ein großes Hallo! Ich bin so froh darüber, dass das alles gut gegangen ist und ich morgen nach Hause darf – und vor allem natürlich, dass ich nicht noch eine dritte OP machen muss. Es ist schon komisch, aber bisher fand ich das alles hier nicht so schlimm. So kommt es mir jetzt jedenfalls vor. Ich bin einfach glücklich darüber, dass alles bleibt, wo es ist, dass der Krebsi rausgeschnitten ist und ich mich jetzt ganz aufs Gesundwerden konzentrieren kann.

Ich mache mich auf den Weg in die Krankenhaus-Kapelle. Auf dem Weg dorthin fällt mir die Menge aufgeregter junger Mädels mit hohen Schuhen und schickem Kostümchen auf. Was machen die denn hier? An jeder Ecke stehen welche. Die Krankenschwester sagt, es seien Examensprüfungen, und dies seien die Medizinstudentinnen, die auf ihre Prüfung warten. Ich steige langsam in den fünften Stock, dort ist ein kleiner Andachtsraum. Ruhig und friedlich ist es hier. Ganz schlicht. Ich bedanke mich dafür, dass alles gut geworden ist und ich jetzt endlich nach Hause darf. Ich bin so froh.

Irgendwann im Laufe des Tages gehe ich auch zum Frisör. Haare waschen lassen. Das geht alleine immer noch nicht, so hoch kann ich den linken Arm gar nicht heben. Komisch, da liege ich nach einer Krebsoperation im Krankenhaus – und was mich stört, sind ein Pickel und fettige Haare. Das hätte ich vorher auch nicht gedacht. Die Friseurin föhnt mir die Haare zu Locken. Sie föhnt unendlich lange. Sicher eine dreiviertel Stunde. Es nimmt kein Ende. Aber: Es sieht toll aus! Wahnsinn! Echt der Hammer! So eine tolle Frisur hatte ich noch nie. Im Bademantel schwebe ich mit den Thrombosestrümpfen, die ich immer noch tragen muss, und meiner Lockenpracht über die Krankenhausgänge zurück zu meinem Zimmer. Wie schade, dass all die schönen Haare ausfallen werden.

Ich lege mich ins Bett. Gerne würde ich etwas schlafen. Das geht aber nicht so gut, weil ich versuche, den Kopf hoch zu halten, damit die Locken nicht wieder zerdrückt werden. Nachher kommt der Freund. Und irgendwie fände ich es ganz gut, wenn der mich zur Abwechslung auch mal schön toupiert und nicht immer nur verquollen und zerknittert sieht. Mit Kopf hoch kann ich aber nicht schlafen. Auf den Bauch kann ich mich auch nicht drehen. Ob ich überhaupt jemals wieder auf dem Bauch oder der linken Seite schlafen kann? Sicher tut das noch ewig höllisch weh. Jetzt ist jedenfalls nicht dran zu denken.

Irgendwann kommt der Freund. Die Locken und ich sind längst wieder hinüber. Der Süße, er ist jetzt jeden Tag ins Krankenhaus gekommen und hat mich besucht. Er sieht müde aus. Ganz schön toll, dass er sich so lieb um mich kümmert. Er will mich morgen aus dem Krankenhaus abholen, dann wird ihm aber klar, dass ich vermutlich vormittags entlassen werde und er ja bei der Arbeit ist. Na ja, dann fahre ich halt mit dem Taxi. Werde ich morgen mal sehen. Erst mal steht ohnehin noch die Skelettuntersuchung an, und dann muss ich noch das Ergebnis der Fallkonferenz abwarten, bei der sich alle Ärzte treffen und sich überlegen, was sie mit mir jetzt eigentlich noch anstellen. Danach kann ich nach Hause gehen.

Als der Freund weg ist, gucke ich noch etwas Fernsehen. Ich bin heute gar nicht richtig müde zu kriegen. Ich schaue mir einen Film an und schicke dem Freund noch eine SMS: „Mein allerliebster Freund, ich schicke dir einen dicken Riesenkuss. Danke. Ohne dich hätte ich die letzten Tage nicht so gut durchgestanden. Ich liebe dich genauso riesig, wie ich heute glücklich bin. Deine Freundin". Der Freund antwortet: „Meine Süße. Wenn ich dich nicht so sehr lieben würde, hätte ich das bestimmt gar nicht geschafft. Und ich war heute früh auch sehr glücklich! Einen riesigen Kuss für dich, du warst echt stark in den vergangenen Tagen, Chapeau! Nun schlaf gut und träum was Schönes von uns! Dein Freund".

Wie schön!

Jetzt lieg ich hier in meinem Bett und gucke aus dem Fenster. Und ja, jetzt kriege ich langsam trotzdem wieder ein bisschen Angst. Jetzt fühle ich mich gar nicht mehr so glücklich wie heute Morgen noch, sondern eher – ein bisschen doof. Dabei ist doch alles gut, rede ich mir gut zu. Ich schaue aus dem Fenster. Draußen fliegt ein Flugzeug vorbei. Nein, es ist nicht alles gut. Das Schlimmste liegt noch vor mir. Eine Chemotherapie. Bestrahlungen. Ein riesiger Berg. Und ich hab Angst. Ja, es hätte alles noch viel schlimmer kommen können. Aber bloß weil es doch nicht so schlimm kam, kann ich mir jetzt nicht vormachen, es sei alles bestens. Ich mache lieber die Augen zu, bitte meinen Schutzengel um Beistand und schlafe schnell ein, bevor ich noch zu viel Angst kriege.

Heim, zum Apfelkuchen

Heute geht es also nach Hause. Es ist Mittwoch, der 25. November. Eigentlich müsste ich mich ja jetzt total freuen, super gut gelaunt sein und hier rumhüpfen, meine Sachen packen und happy grinsend durch die Gegend rennen – so wie gestern den ganzen Tag. Aber so ist es nicht. Ich bin schlapp und müde und kaputt. Und ich habe Angst. Vor allem. Aber vor allem davor, was die Ärzte sich bei ihrer Fallkonferenz für meinen Fall so ausklamüsern. Am besten erst mal einen Tee holen.

Plötzlich wird die Tür aufgerissen und der Professor kommt ins Zimmer geflogen. Ich freue mich immer, ihn zu sehen und muss jedes Mal lachen, wenn er durch die Tür kommt, mit wehendem Kittel und im halben Laufschritt, so als wolle er gleich zum Sprint loslegen. Hinter ihm zwei Ärztinnen und eine Krankenschwester. Der fliegende Professor und sein Gefolge. Er strahlt mich an. Auch er freut sich offensichtlich, dass ich heute nach Hause kann. Er sagt mir aber auch, dass auf der Fallkonferenz beschlossen wurde, dass es tatsächlich eine Chemotherapie geben wird und dass sie mir dafür einen Port unter das Schlüsselbein legen werden. Einen Port? Ja, sagt er. Port wie Hafen. Eine Kanüle, mit der die Infusionen der Chemotherapie gezielt in die Vene laufen können, damit sie mir nicht immer in den Arm stechen müssen. Der Port soll mir nächste Woche Donnerstag unter der Haut eingepflanzt und nach der Chemo, in etwa einem halben Jahr, unter lokaler Betäubung wieder entfernt werden. Nächste Woche Donnerstag? Schon wieder eine OP? Nur eine Nacht im Krankenhaus, beruhigt mich der Professor. Er blickt in seine Unterlagen. Termin ist morgens um halb sieben. Halb sieben? Herrje, was sind die denn alle morgens immer so früh auf? Aber jetzt kann ich erst mal nach Hause gehen. Heute, morgen, übermorgen in meinem eigenen Bett schlafen und mich erholen.

Doch vorher muss ich noch zur Skelettuntersuchung. Auch da ist alles in Ordnung. Keine Metastasen! Puh …

Ich rufe den Freund an. Er sagt, ich solle mich nicht wundern, wenn ich zu Hause die Tür hinter mir zumache und erst mal anfange zu weinen und richtig müde zu sein. Und dann sagt er, dass er auch geweint habe, in den letzten Tagen. Der Süße, das hat er mir noch gar nicht erzählt. Ich finde es schön. Bin ich froh, dass er nicht nur ein cooler, lustiger Kerl ist. Er sagt, es sei nicht schön gewesen. Aber es sei auch eine Erleichterung gewesen. Der Süße. Ich bin stolz auf den Freund, dass er geweint hat. Ich bin nicht sicher, ob er das versteht.

Er holt mich ab.

Er trägt meine Tasche. Hand in Hand laufen wir zum Auto. Endlich! Nach Hause! Zu Hause wartet meine Mutter. Sie hat Kuchen gebacken, den Kaffeetisch liebevoll gedeckt, einen tollen Rosenstrauß gekauft. Doch bevor wir nach Hause fahren, bitte ich den Freund, auf den Berg zu fahren, der nah bei der Stadt ist. Er schaut mich fragend an. Bitte, nur kurz. Ich möchte auf einem Berg stehen und von oben hinunter sehen und nicht immer nur auf die Riesenberge drauf schauen, die noch vor mir liegen.

Es weht ein frischer Wind. Ich hole tief Luft. Hand in Hand blicken wir von dem Berg ins Tal hinab. Dann geht es heim, zum Apfelkuchen.

So sieht Krebs aus

Einige Tage später habe ich einen Termin beim Pathologen des Krankenhauses. Er untersucht das entnommene Gewebe und will mir zeigen, wie Krebs aussieht. Wie mein Krebs aussieht. Den Termin hat mir die Psychoonkologin Pia besorgt. Weil ich bis jetzt nicht glauben kann, dass da wirklich etwas gewesen sein soll. Weil ich es bis jetzt nicht verstanden habe und zu ihr gesagt habe: „Ich sehe da nichts, und ich fühle da nichts. Ihr könnt mir doch hier alle sonst was erzählen." Und dass ich mir vorkomme wie in dem Film „Die Truman Show" – und irgendwann sagt einer: „Ätschbätsch! Wir wollten nur mal gucken, wie du so reagierst." Alles nur Kulisse, alles gar nicht wahr.

Und woher weiß der Pathologe überhaupt, dass das Krebszellen sind. Vielleicht hat er sich vertan? Sieht man das den Zellen an? Ob sie gut oder böse sind? Woher will der das eigentlich so genau wissen?

Der Pathologe ist ein freundlicher Mann mit weißem Haar und weißem Bart. Wie alle in diesem Krankenhaus nimmt auch er sich unendlich viel Zeit für mich. Er setzt mich vor ein Mikroskop und erzählt mir von Körperzellen und deren Wachstum, von ihrem Lebenszyklus, plötzlich auftretenden Veränderungen bei Zellen. Davon, dass jede gesunde Zelle eine Krebszelle werden kann, dass es häufig vorkommt, dass Zellen entarten und sich verändern. Üblicherweise würden solche Zellen absterben und vom Körper beseitigt. In manchen Fällen gelingt das jedoch nicht, dann wuchern die veränderten Zellen weiter und weiter und breiten sich aus. Sind sie gutartig, ist das nicht weiter schlimm, sind sie bösartig, spricht man von Krebs. Dann müssten sie raus. So einfach ist das.

Der Pathologe schiebt einen Objektträger unters Mikroskop: „Das sind die gesunden Zellen." Ich blicke durch die Linse und sehe rosa Blasen, eingefärbte Zellen. Immer zu zweit. Sie erinnern mich an ein Bild aus meinem Biologiebuch. Schöne runde, gleichmäßig geformte, sanfte Blasen. Mit Zellkern und – wie hießen die noch mal? Mitochondrien? Ja, sagt der Pathologe. Mitochondrien. Schön! So schöne, gesunde Zellen! Wie die Blasen in einer Scheibe französischen

Weißbrots. Sind das jetzt meine? Echt meine Zellen? Ja. Oh! Meine Zellen! So schöne Zellen! Vor ein paar Tagen noch in meiner Brust – und jetzt kleben sie hier eingequetscht und rosa eingefärbt zwischen zwei Glasscheibchen. Die armen! Fast kommen mir dir Tränen. „Hallo! Hallo, liebe Blasenzellen!", möchte ich ihnen am liebsten zurufen. „Ich bin's! Wie geht's euch denn? Wie ist es euch ergangen?" Lieber halte ich die Klappe. Sonst komm ich gleich ohne Umwege von der Pathologie in die Psychiatrie.

Der Pathologe fummelt gerade einen anderen Objektträger ins Mikroskop. Ich gucke wieder durch die Linse. Huch! Was ist denn das? Wieder rosa Zellen. Aber jetzt sind sie gar nicht ebenmäßig und oval, nicht gleichförmig angeordnet wie Weißbrotblasen. Sie sind total durcheinander. Kreuz und quer, eckig und kantig. Sie sehen wirklich total anders aus. Diese Zellen hier sind zackig und zerrissen, unsortiert und durcheinander. Aggressiv!, schießt mir durch den Kopf. Kann das sein? Ich schaue den Pathologen an. Dann nochmal durchs Mikroskop. Kann es sein, dass selbst ich als Laie sofort einen so deutlichen Unterschied sehe? „Sind das auch meine?", frage ich sicherheitshalber. Der Pathologe nickt.

Okay.

Ich schlucke.

Dann ist da ja wohl doch was zu sehen.

Dann haben sie sich ja wohl doch nicht vertan. Und sich das nicht alles nur ausgedacht. Keine Truman-Show.

Ich habe großes Glück gehabt, sagt der Pathologe. Auch, weil der Krebs noch nicht in die Lymphknoten gewandert ist. Er hat sich also vermutlich noch nicht im Körper verteilt. Wäre ich schwanger geworden, hätte das Ganze ganz anders ausgesehen. Dann wäre der Tumor, da er ein hormonabhängiger Tumor war, gespeist von den Hormonen, die während einer Schwangerschaft ausgeschüttet werden, explodiert. Und hätte sich im ganzen Körper verteilt. Aber das war ja zum Glück nicht der Fall. So haben sie mir auch nur drei Lymphknoten, inklusive des sogenannten Wächterlymphknotens, unter der Achsel entfernen müssen.

Das Ganze ist sehr, sehr früh entdeckt worden, sagt der Pathologe. Knapp über der Grenze des Erkennbaren. So früh, dass sie es mit den Verfahren, die es abbilden, nicht sehr viel früher erkennen konnten. „Sie waren gerade zum richtigen Zeitpunkt hier. Vor einem Jahr hätten wir noch nichts erkennen können. Und in einem Jahr wäre es wohl zu spät gewesen." Zu spät? Der Pathologe guckt mich an und schweigt. Er presst die Lippen ein bisschen aufeinander und sagt dann: „Sie waren ja da." Ich hab einen Kloß im Bauch. Und schicke meinem Schutzengel ein Stoßgebet.

Der Pathologe sagt gerade, der Tumor habe sich seit ungefähr zehn Jahren entwickelt. Über verschiedene Vorstufen hat sich das Gewebe verändert und der Krebs sich entwickelt, bevor er sich dann innerhalb der Brust an drei oder vier unterschiedlichen Stellen in die verschiedenen Milchgänge gesetzt hat. Dort ist er dann immer weiter gewachsen. Von den verschiedenen Herden, den verschiedenen Stellen des Tumorwachstums wusste ich, aber nun bin ich verwirrt. Heißt das jetzt, ich habe drei Mal Brustkrebs? Nein, nein, sagt der Pathologe. Das sei schon alles zusammenhängend. Ich solle mir das in etwa vorstellen wie bei einem Champignon. Die verteilten sich auch erst unterirdisch, bevor sie dann an einer bestimmten Stelle hervorbrächen und dann dort wüchsen. „Seit Beginn der Entwicklung bis zum jetzigen Stadium hat es etwa zehn Jahre gedauert." In den nächsten zwei oder drei Jahren wäre er aber auf jeden Fall spürbar geworden. Von dem Stadium, das er jetzt erreicht hatte, wäre er nun richtig ins Kraut geschossen. „Sie sind ja noch sehr jung, da wächst er schneller, weil sich die Zellen noch so häufig teilen. Bei älteren Patientinnen ist das anders." „Aber ich bin ja nur deswegen so jung, weil es so früh entdeckt wurde", werfe ich ein. „Wenn man es jetzt nicht so zufällig gefunden hätte, vielleicht hätte es dann noch zwanzig Jahre dort sitzen können, ohne dass man es gemerkt hätte. Und dann wäre ich auch eine ältere Patientin und …" Nein, sagt der Pathologe. Es sei davon auszugehen, dass es in den nächsten zwei, drei Jahren auf jeden Fall spürbar geworden wäre. Wie alt wäre ich denn geworden?, schießt es mir durch den Kopf. Halt! Womöglich sagt er: „Noch zwei oder drei Jahre." Ich habe das Gefühl, dass es sich in etwa um diesen Zeitrahmen handelt. Ich schlucke. Will ich das wissen? Will ich das wirklich wissen? Wenn ich ihn jetzt frage, sagt er mir die Wahrheit. Hundertprozentig. Ich schaue ihn an. Er schaut sehr ernst zurück. Ich hole tief Luft – und frage nicht. Nein, das will ich nicht wissen.

4. Mittendrin

Applaus, Applaus!

Das lange rote Kleid, der Freund und ich schweben die Treppe hinab. Roter Teppich auf den Stufen unter uns. Die Weihnachtsfeier von der Firma des Freundes vor uns. Nobles Hotel, Abendgarderobe und Tamtam. Das Foyer voller Menschen, sie trinken Champagner, es spielt eine Band. Ein riesiger Weihnachtsbaum strahlt mit den Gästen um die Wette. Langsam schreiten wir hinab. Es sind etwa zwanzig Stufen. Der Freund im Smoking. Ich habe mich bei ihm untergehakt, wir blicken auf die Leute unter uns. Einige blicken zu uns hoch. Der Teppich ist weich, meine Stöckelschuhe versinken fast.

„Brust raus, Bauch rein, Kopf hoch", flüstern wir uns zu. Lächeln geht von ganz alleine. Ich kippel etwas. Der Freund hält mich noch ein bisschen fester.

„Ich halte dich", sagt er.

„Ich weiß", sage ich.

Wir lächeln uns an.

„Ich muss nach vorne gucken, sonst segle ich die Stufen runter", lache ich.

Vor zwei Minuten waren wir noch im Hotelzimmer. Dort lag ein Umschlag, auf dem Begrüßungsschreiben stand „Herr und Frau XY". „Guck mal", hat der Freund zu mir gesagt und mich dabei vielsagend angelächelt: „Herr und Frau XY."

Vor zwei Stunden war ich noch beim Friseur. Er hat mir eine Wahnsinnsfrisur gezaubert und mich geschminkt. Zum ersten Mal in meinem Leben habe ich mir die Haare hochstecken lassen. Für lange Zeit wird es wohl auch das letzte Mal gewesen sein.

Vor zwei Tagen war ich noch mal bei der Ärztin, die meine Feierlust so gar nicht verstehen wollte.

„Sie wollen wirklich auf diesen Ball und Party machen?"

„Nun, der Ball ist leider schon vorbei – aber jetzt werde ich auf der Weihnachtsfeier vom Freund Party machen. Ja."

„Warum?"

„Warum nicht?" Vermutlich werde ich in den nächsten Monaten weder Lust noch Gelegenheit dazu haben. Wenn nicht jetzt – wann dann? Ist das nicht der Refrain eines Karnevalsliedes? Vielleicht sind es die rheinischen Wurzeln, ich weiß es nicht. Ich will einfach noch mal richtig Spaß haben. Ausgelassen sein. Einen Abend lang alles andere beiseiteschieben. Eine kleine Auszeit. Lachen, tanzen, glücklich sein. Dem Krebs zum Trotz. Ihm zeigen, dass er mit mir nicht machen kann, was er will. Dass ich mich nicht unterkriegen lassen werde. Dass noch immer ich bestimme, wo es langgeht – und dass ich Spaß am Leben habe. Und außerdem habe ich die erste Etappe ja nun hinter mir. Auch das ist Grund genug zum Feiern.

Vor zwei Wochen war ich noch im Krankenhaus.

Vor zwei Monaten war ich noch gesund. Oder glaubte es zumindest.

„Du strahlst noch heller als der Baum", flüstert der Freund mir grad ins Ohr. „Das soll dir erst mal einer nachmachen."

In zwei Tagen werde ich wieder operiert. Der Venenzugang für die Chemo muss gelegt werden.

In zwei Wochen werde ich die erste Chemo schon hinter mir haben.

In zwei Monaten bin ich mittendrin.

„Es ist wie eine Blackbox", hatte ein Arzt zu mir gesagt. „Wie eine Bühne, auf die Sie treten. Sie müssen von rechts nach links. Alles ist voll Nebel. Dichter Nebel. Sie sehen die Hand vor Augen nicht, und Sie wissen nicht, was kommt. Aber Sie müssen da durch. Alle andern sind da – aber die sitzen im Zuschauerraum und können Ihnen nur zusehen. Durch den Nebel müssen Sie ganz alleine durch. Keiner weiß, was kommt."

„Jetzt sind wir hier", sagt der Freund, als hätte er meine Gedanken erraten. „Heute Abend lassen wir es noch mal richtig krachen." Er drückt mir einen Kuss auf die Wange. Wir haben das Foyer erreicht.

Unten steht Sandra, eine Kollegin vom Freund. Sie blickt uns an, lächelt, drückt jedem von uns ein Glas Champagner in die Hand: „Wow! Hat das toll ausgesehen! Ihr beide da oben auf der Treppe – wie in Hollywood. Wie auf dem roten Teppich! Fehlt nur noch der Applaus!" Der Freund grinst mich an: „Warum klatscht hier eigentlich keiner?" Ich grinse zurück. Ja, warum eigentlich nicht?

Eule, Chips und Schlüsselbein

„Sie sind zu dürr." Bitte was? Was ist das denn für eine Begrüßung? „Sie sind zu dürr. Sie sind wirklich viel zu dürr", schimpft die Ernährungsberaterin, kaum dass ich ihren Raum betreten habe. Zu dürr? Ich gucke an mir hinab. Ich war immer der Meinung, da könnten eher mal zwei Kilo weg. Aber im Grunde war ich bisher ganz zufrieden. Verdattert gucke ich meine Schwester an. Sie hat mich ins Krankenhaus zur Ernährungsberatung vor der Chemo begleitet. Verdattert guckt sie nun zurück. „Na ja", murmelt sie und grinst.

„Was wiegen Sie denn?" „56 Kilo." „Zu dürr! Viel zu dürr!" „Aber ich bin doch nur 1,65 Meter groß", protestiere ich zaghaft. Weit entfernt vom Hungerhaken. „Sie müssen zunehmen, Sie müssen unbedingt zunehmen. Fünf Kilo! Mindestens!" Fünf Kilo? Ich gucke die Schwester an. Die grinst. Und bläst die Backen auf. „Ich hab doch eine ganz normale Figur", wage ich noch einmal einen kleinen Protest. „Fünf Kilo!", lautet die resolute Antwort. „Vor allem hier!" Sie piekst auf mein Schlüsselbein. „Da?" Ich fasse mir ungläubig ans Schlüsselbein. „Da sind Sie viel zu dünn!" Wie soll ich denn da bitte fünf Kilo zunehmen? „Moment." Die Ernährungsberaterin verschwindet in einem Nebenzimmer. Vor meinem inneren Auge sehe ich mich selbst mit einer dicken Fettschwarte am Schlüsselbein. Wie fett muss ich denn sein, damit ich am Schlüsselbein nicht mehr dünn bin? Die Schwester flüstert mir zu: „Die ist doch selber dürr wie eine Vogelscheuche. Blöde Eule!"

Die dürre blöde Eule kommt zurück. Sie breitet ein Plakat vor mir aus. „So. Das ist die Ernährungspyramide. Die zeigt Ihnen, wie man sich richtig ernährt. Hier!" Sie breitet das Poster auseinander, raschelt mit ihren Flügeln und tippt dann mit ihrem dürren Eulenfinger auf dem Schaubild herum. „So! So müssen Sie essen!" Ich dachte immer, ich ernähre mich eigentlich ganz gesund. Aber nu ja.

„Viel Eiweiß und Kalzium. Zwei Joghurt, zwei Scheiben Käse, Eier, viele Eier. Und Fisch. Und Geflügel. Täglich drei bis vier Portionen Gemüse, zwei Portionen Obst und mindestens vier Portionen Brot, Getreide oder Kartoffeln. Am Tag!" Ich sehe einen Berg aus Essen vor mir aufgetürmt. „Camembert, Schafskäse, Mozzarella, Ziegenkäse, Quark, Hüttenkäse, Handkäse." Der Berg wächst. Wenn ich das alles esse, bin ich spätestens nach drei Wochen geplatzt. Und es geht noch weiter: „Außerdem Nüsse: Essen Sie Nüsse! Pistazien, Walnüsse, Macadamianüsse. Und Trockenfrüchte: Pflaumen, Aprikosen. Und Schokolade. Dunkle Schokolade! Ruhig jeden Tag", zählt die Eule weiter auf. Alles? Jeden Tag? Der Berg vor mir wächst und wächst. „1800 Kalorien am Tag!" Der Berg ist inzwischen so groß, dass die Eule dahinter verschwindet. „Mindestens 70 Gramm Eiweiß pro Tag", ruft sie hinter dem Berg hervor. Der Berg wächst weiter. „Zwei Mal pro Woche Fisch, zwei Mal pro Woche Geflügel, drei Mal vegetarisch!" Der Berg wächst und wächst, ich stehe mittendrauf, halte einen riesigen Löffel in der Hand und schaufele Berge von Essen in mich hinein. „Mehr essen, viel mehr essen", feuert die Eule mich an. Doch der Berg wird immer größer statt kleiner. Ich schaufele immer schneller, es hilft nichts. Der Berg wächst und wächst. Ich bin inzwischen fett wie ein Mops. Aber nicht nur am Schlüsselbein. „Ich dachte, ich mach 'ne Chemo, keine Mastkur", flüstere ich. Erschöpft lasse ich den Löffel sinken und lehne mich zurück. „Puhh … ich bin jetzt schon ganz satt", sage ich.

„Sie müssen viel mehr essen! Und von jetzt an müssen Sie sich halt gesund ernähren!" Meine Schwester schnappt nach Luft. Doch die Eule schimpft schon weiter: „Keine Cola mehr, kein Fastfood, keine Pommes, keine Burger!" „Ich trinke überhaupt keine Cola", antworte ich matt. „Und ich esse maximal einmal im Jahr einen Burger. Wenn überhaupt." „Ach so." Jetzt guckt ausnahmsweise mal die Eule verdattert. „Aber auch keine Chips mehr", poltert sie schon wieder los. „Nicht mehr einfach jeden Abend eine Tüte Chips beim Fernsehen verdrü-

cken! Das hört jetzt auf!" „Ich mag gar keine Chips", antworte
ich resigniert. Die Eule runzelt die Stirn und guckt etwas ratlos. Sie wedelt mit einer Broschüre. „Und Erdnüsse? Auch
keine Erdnüsse?" Ihre Stimme klingt warnend. „Ich mag auch
keine Erdnüsse." „Was? Was essen Sie denn beim Fernsehen?"
Fast bin ich versucht zu sagen „Isch 'abe gar keine Fernsehen",
schlucke das aber gerade noch hinunter. Die Eule scheint keinen Humor zu haben. Sie fixiert schon wieder mein Schlüsselbein. Vorsichtig riskiere auch ich einen Blick. Ob da schon
eine kleine Speckschwarte wächst? Ihr Eulenblick durchbohrt
mir gleich den Knochen. Schützend kreuze ich die Arme und
lege mir die Hände auf die Schultern. „Was essen Sie denn
beim Fernsehen?", wiederholt sie gerade bohrend. Wahrheits-
gemäß antworte ich: „Nichts." „Nichts?" Es klingt mehr nach
einer Drohung als nach einer Frage. Schuldbewusst senke ich
den Blick. „Nein, nichts." „Was? Wirklich nichts? Na, da kann
ich Ihnen auch nicht helfen." Die Eulenflügel flattern bedrohlich. „Kein Wunder, dass Sie so dürr sind!" Die Schwester
guckt verdutzt. Sie sieht aus, als würde sie jeden Moment los-
prusten. Die Eule schimpft und flattert. Sie guckt mich jetzt
fast böse an. „Essen Sie denn Gummibärchen?" „Nein." Ich
fange gleich an zu weinen. „Aber wenn Sie möchten, kann ich
ja mal welche essen." Ich bin bereit, auf der Stelle auf die Knie
zu sinken und feierlich zu geloben, fortan täglich fünf Tüten
Gummibärchen zu essen, wenn nur die Eule endlich aufhört
zu flattern und zu schimpfen. „Ja", sagt die Eule. „Ja, das
möchte ich." „Echt?" „Ja, essen Sie Gummibärchen! Die sind
gut für die Knochen." Jetzt lächelt sie fast ein bisschen. „Und
nehmen Sie zu! Vor allem da oben!" Der dürre Eulenfinger
zielt schon wieder auf mein Schlüsselbein. Doch bevor sie
noch einmal zupieksen kann, springt die Schwester auf, wirft

sich zwischen uns, ruft: „Vielen Dank für die tollen Tipps! Machen wir alles ganz genau so!", schubst mich aus dem Raum und bringt so mich und mein Schlüsselbein in Sicherheit. Draußen prustet sie los. Sie lacht: „So. Jetzt kriegt ihr zwei erst mal ein Eis. Du und dein dürres Schlüsselbein!" „Alles – bloß keine Gummibärchen." Ich hasse Gummibärchen.

Frierende Babys

Frau Dr. Reza bittet mich, mir zu überlegen, ob ich noch Kinder will. Da muss ich nichts überlegen. Klar will ich das. Das wollte ich vor vier Wochen, und das will ich auch jetzt noch. Der Wunsch geht ja nicht weg, nur weil ich jetzt ein bisschen Krebs habe. Den Wunsch hab ich ja schon viel länger als den Krebs.

Oder muss ich eigentlich sagen, dass ich Krebs hatte? In der Vergangenheitsform? Jetzt ist er ja schon rausoperiert. Jetzt habe ich ja eigentlich gar keinen mehr. Seltsam. Ewig lange hatte ich Krebs, wusste nichts davon und habe gesagt: „Ich bin gesund." Jetzt habe ich ihn genaugenommen schon gar nicht mehr – sage aber: „Ich habe Krebs." Eigentlich stimmte dieser Satz ja nur ein paar Tage. Und in Zukunft hoffentlich nie wieder. In Zukunft? Meine Zukunft ohne Kinder? Kann ich mir nicht vorstellen, will ich mir nicht vorstellen. Okay, okay, inzwischen ist es schon ein bisschen spät, und eine Frühgebärende werde ich in diesem Leben wohl nicht mehr, aber was soll's.

Frau Doktor Reza sagt, die Wahrscheinlichkeit, dass die Eierstöcke ihre Funktion nach der Chemotherapie nicht wieder aufnehmen werden, ist hoch. Wie hoch? „Kann ich nicht sagen. Aber die Wahrscheinlichkeit einer Unfruchtbarkeit besteht. Das liegt an der sogenannten Toxizität der Therapie."

„Aha. Und was heißt das?" „Das Mittel, das wir Ihnen geben werden, ist sehr … – also, das ist schon toxisch." „Ich bekomme Gift?" „In gewisser Weise, ja." Eine von der Ärztin herangezogene Untersuchung bezieht sich auf Frauen unter dreißig. Da bin ich eh nicht mehr dabei. Das macht es nicht besser, erklärt Frau Reza, je älter, desto höher die Wahrscheinlichkeit, dass es mit der Fruchtbarkeit nach dem Ende der Behandlung vorbei ist.

Wie vorbei? Aus und vorbei?

Soll ich jetzt nicht nur akzeptieren, dass ich aus heiterem Himmel mal eben kurz ein bisschen Krebs habe, sondern auch, dass hier mein Lebensplan vollständig über den Haufen geworfen wird und ich niemals ein Kind kriegen werde? So mir nichts, dir nichts, nebenbei?

Hoppla!

Das geht mir hier jetzt doch alles ein bisschen schnell.

Und was nun?

Vor der Chemo Eizellen einzufrieren ist in meinem Fall keine Option, erklärt mir die Ärztin. „Dafür muss man vorher eine Hormonbehandlung machen – das geht aber bei Ihnen nicht, weil Ihr Tumor hormonabhängig ist. Wenn wir Ihnen Hormone geben, bekommt er neue Nahrung und wächst. Das fällt also aus."

„Und was dann?"

„Man könnte stattdessen Eierstockgewebe entnehmen und einfrieren lassen. Da gibt es eine neuere Methode, die ist aber noch unerforscht."

„Aha. Ist das riskant?"

„Nur ein ganz normales OP-Risiko", sagt Frau Reza. „Vollnarkose und Bauchspiegelung, da sind die Risiken sehr gering. Denken Sie mal drüber nach."

Ich denke drüber nach. Dann fahre ich mit meiner Schwester in die Fortpflanzungsklinik, um mich genauer zu informieren. Wir sitzen im Wartezimmer und warten. Schauen auf Kinderbilder an den Wänden, auf glückliche Muttis mit runden Bäuchen und kulleräugigen Babys. Neben uns warten noch zwei Pärchen. Beide etwas verschämt. „Ob die jetzt denken, wir sind Lesben und wollen ein Baby?", flüstert die Schwester mir zu. Wir grinsen uns an. Schon werden wir aufgerufen. Die Ärztin ist kurz angebunden. Als wir ihr sagen, dass ich an ihrem Eizellen-Einfrier-Projekt interessiert bin, taut sie auf.

„Bei der Kryokonservierung entnehmen wir Eierstockgewebe und frieren es ein – bei minus 198 Grad Celsius", erklärt sie. Brr!! Das ist aber kalt! Vor meinem inneren Auge sehe ich winzige frierende Babys mit Pudelmützen. Umhüllt von Stickstoffschwaden warten sie in einem wabenähnlichen Gewebestück darauf, aufgetaut zu werden. Mir wird das Herz ganz schwer. Bei 200 Grad Minus in der Kälte! Meine armen kleinen Pudelmützenbabys! Ich werde ihnen jede Menge dicke Fäustlinge und warme Decken stricken müssen. „So gekühlt können wir das Gewebe viele Jahre lang lagern", sagt die Ärztin gerade. „Viele Jahre?" Die Babys vor meinem inneren Auge bekommen einen Bart und werden runzelig wie alte Greise.

„Ja. Falls nach dem Ende der Krebsbehandlung die eigene Eierstockfunktion nicht mehr ausreicht, um schwanger zu werden, wird das Gewebe wieder eingepflanzt", erklärt die Ärztin weiter. In der Regel in den Bereich des Eierstocks. „In der Regel?" „Ja, in der Regel." Denkbar sei aber auch anderswo. Anderswo? Ja, theoretisch überall am Körper. Vor meinem inneren Auge sehe ich mich mit einem riesigen schwangeren Bauch – in der Armbeuge.

Hm. Und wenn nicht? Wenn ich dann doch auf natürlichem Wege schwanger werde, weil ich von der Chemo gar nicht unfruchtbar geworden bin? Was passiert dann mit meinen Babys? „Wenn das Gewebe nicht genutzt wird, wird es vernichtet." VERNICHTET? Meine Pudelmützenbabygreise? NIEMALS!

„Wie sicher ist es denn, dass das auch wirklich klappt?", fragt meine Schwester gerade. Die Ärztin betrachtet den Fußboden. „Nun ja", sagt sie schließlich. „Die Erfahrungen sind derzeit noch begrenzt." Begrenzt? Was heißt das? Also, es gibt noch nicht viele Kinder, die so geboren wurden. Ah. Nicht viele? Wie viele denn? „Nun ja, eins in Dänemark und eins in Israel." Und in Deutschland? „Noch keins." Die Ärztin guckt ein wenig zerknirscht. „Aber bis es so weit ist … – also wir suchen dringend Leute, die sich dafür interessieren." Ja, das denk ich mir. Aber ich bin doch kein Versuchskaninchen. „Also, wollen Sie jetzt oder nicht?" Ich gucke stumm vor mich hin. Ich sehe eine riesige Weltkarte vor mir. Auf jedem der genannten Länder stehen kleine, dünne, frierende Pudelmützenkinder und winken sich traurig und einsam zu. Einsame, frierende Pudelmützenbabygreise kontra Kinderlosigkeit? „Denken Sie darüber nach und rufen Sie mich wieder an", sagt die Ärztin.

Zu Hause liege ich auf dem Sofa. Ich gucke an die Decke und halte ein Kissen im Arm. Mein Pudelmützenbaby. Liebevoll betrachte ich das Kissen. Ich bin die erste Pudelmützenmami Deutschlands. „Hach …!", sagt mein potenzielles Mutterherz und schwelgt im Babyglück … Mooooment!, reißt mein Verstand mich aus den rosa Träumen. Irgendetwas stimmt da nicht, sagt er mir.

Ich greife zum Hörer und rufe ich die Einfrier-Ärztin an. „Haben Sie vielleicht grad Zeit für ein Gespräch?" „Ehrlich gesagt bin ich gerade im OP." Was? Die telefoniert im OP? Entsetzt will ich sofort wieder auflegen. „Ah, na dann ist es wohl gerade relativ ungünstig. Wann kann ich Sie denn nochmal anrufen?" „Sagen Sie mir noch mal, um was es genau geht." „Ich möchte gerne mich noch mal kurz informieren über die Entnahme des Eierstockgewebes vor einer Chemotherapie." „Weil Sie überlegen, ob Sie es durchführen lassen möchten? „Ja", antworte ich im Brustton der Überzeugung. Obwohl ich mir da langsam nicht mehr ganz so sicher bin. „Ok. Wir machen jetzt einfach das Gespräch, egal, ob ich Zeit habe im Moment. Also fragen Sie." Sie telefoniert tatsächlich im OP. Möchte ich das wissen? Ich glaube nicht. Hat sie jetzt tatsächlich in der einen Hand das Telefon und in der anderen das Skalpell?

Ich gebe mir einen Ruck: „Jetzt entnimmt man mir Gewebe, das theoretisch Krebszellen enthalten könnte, ich mache eine Chemotherapie, wasche also das Blut und jede Zelle rein, und dann pflanze ich mir wieder Gewebe ein, das nicht chemotherapeutisch behandelt wurde. Besteht denn da nicht die Gefahr, dass sich in dem rückverpflanzten Gewebe noch Krebszellen befinden?" „Nun, man macht das schon mit genügend Abstand zu der Krebsbehandlung." „Okay. Was wäre denn genügend Abstand?" „Da gibt es keine Studien dazu, aber da wird man auf jeden Fall zwei Jahre minimal, maximal fünf warten." „Nachdem auch diese Hormontherapie abgeschlossen ist, zwei bis fünf Jahre?" „Ja." Dann bin ich ja … Moment, jetzt bin ich 37, am Ende der Chemotherapie bin ich 38, sieben Jahre Anti-Hormon-Therapie macht 45, plus fünf Jahre Abstand macht: Fünfzig! Da sind andere längst Oma!

„Also, mit fünfzig muss ich, glaub ich, kein Kind mehr kriegen", sage ich leise.

„Man gewinnt ja mit jedem Jahr auch Zeit, um wissenschaftlich weiterzukommen. In zehn, fünfzehn Jahren wird man noch viel weiter sein."

Ich sehe mich als Oma mit Buckel und Gehwägelchen, auf dem vorne meine drei frierenden Pudelmützenbabygreise hocken. Traurig winke ich dem Gehwägelchen mit den frierenden Pudelmützenbabygreisen hinterher, das sanft eine abschüssige Straße hinabrollt und sie davonträgt. Traurig winken sie zurück.

Schluss jetzt!, sage ich zu mir. Zur Ärztin sage ich: „Das heißt, ich muss auf jeden Fall jahrelang warten?" „Ja." „Und würde auch dann noch das Risiko bestehen, dass man mit dem Wiedereinpflanzen des Gewebes das Ganze wieder in Schwung bringt?" „Hundertprozentig ausschließen kann man das nur, wenn wir das gesamte Gewebe untersucht haben. Komplett. Alles. Aber dann haben wir ja nichts mehr, was wir zurücksetzen können. Die Gewebestücke, die wir zurückpflanzen, können wir nicht untersuchen. Das ist ja logisch." Logisch, ja.

„Das heißt aber auch, es könnte tatsächlich sein, dass der Krebs dadurch zurückkommt?

„Ja."

„Ja?"

„Ja."

Ich schlucke.

Herzlichen Dank.

Entscheidung getroffen.

Ich bin doch nicht irre. Ich lass doch jetzt nicht diese ganze Prozedur über mich ergehen, nur um mir dann in fünf Jahren die aufgetauten Krebszellen wieder einpflanzen zu lassen!

Aus den frierenden Greisenbabys werden fratzenschneidende kleine Monsterkrebszellen. Wahrscheinlichkeiten hin oder her. Wenn da auch nur die minimale Minimöglichkeit besteht, dass ich dadurch wieder Krebs kriege – Nein!

NEIN! NEIN! Dann wird das Kind halt adoptiert.

Perücke kaufen

„Was wollen Sie denn mit einer Perücke? Sie haben doch so schöne Haare." Die Verkäuferin blickt mich vorwurfsvoll an.

Die Schwester und ich schauen uns ungläubig an. Wir stehen in einem Perückengeschäft und starren abwechselnd die Verkäuferin, dann einander, dann wieder die Verkäuferin an. „So schöne Haare!", sagt die Verkäuferin wieder. Sie schüttelt den Kopf, beugt sich vor, greift mir ins Haar, „Tss, so schön – da würd *ich* aber keine Perücke tragen wollen." „Von wollen kann auch keine Rede sein!", entgegnet meine Schwester scharf.

„Wieso?" Die Verkäuferin streckt ihre spitze Nase vor. „Warum sind Sie denn dann hier?" „Sie werden mir alle ausfallen – ich mache eine Chemotherapie", sage ich leise und gucke traurig auf die Perücken, die an der Wand hängen. „Ha, na ja", sagt die Verkäuferin. „Das muss ja nicht das a-b-s-o-l-u-t-e Ende bedeuten." Mein Mund geht auf. Ich starre die Verkäuferin an. Meine Schwester greift nach meinem Arm und schubst mich durch die Tür. „Raus! Wir gehen!" Vor dem Laden schüttele ich ungläubig den Kopf. Mein Mund steht immer noch offen. „Ist das jetzt echt passiert? Ich mein – das ist ein Perückenladen! Die müssten das doch kennen. Ich werde ja wohl nicht der erste Mensch sein, der mit drohendem Haarausfall in ein solches Geschäft geht." „Ich fass es nicht", sagt die Schwester. Immer wieder: „Ich fass es nicht."

Ein paar Tage später. Neuer Anlauf. In einer anderen Stadt, in einem anderen Laden. Diesmal gehe ich die Sache offensiv an: „Guten Tag, ich werde demnächst eine Chemotherapie machen. Deshalb brauche ich neue Haare." „Dann kommen Sie mal mit." Die Verkäuferin schiebt mich vor einen Spiegel. Sie reicht mir ein paar Perücken. Ich will gerade eine aufsetzen, da schreit sie mich an: „HALT!" Ich müsse erst ein Netz über meine Haare ziehen. „Das ist ja unhygienisch sonst." Okay. Leuchtet ein. Sie zieht mir ein Netz über den Kopf. Es sieht aus wie ein Kondom. Ich schneide eine Grimasse, sie stülpt eine Perücke darüber. Ich gucke in den Spiegel. Huch. Wer ist das denn? „Damit siehst du aus, als seist du einem Fünfzigerjahre-Film entsprungen", sagt meine Schwester. Ich schwitze. Ganz schön warm, das Ding. „Wollen Sie denn Echthaar oder Kunsthaar?" „Ich weiß nicht, ich will vor allem eine, die mir gefällt." „Kunsthaar müssen Sie nicht so oft waschen." „Waschen? Ich muss meine Perücke waschen?" „Natürlich!" Das ist ja albern. Die Verkäuferin schleppt noch ein paar Perücken an. Hellbraune Haare, dunkelbraune Haare, sogar eine fast schwarze ist dabei. Nur keine blonde. Nicht eine einzige Perücke, die auch nur annähernd meiner eigenen Haarfarbe entspricht. Sie gefallen mir alle nicht. Vielleicht muss ich mich erst daran gewöhnen? „Haben Sie auch eine, die meiner jetzigen Haarfarbe entspricht?" „Nein, so helle, naturblonde haben wir nicht. Nur wasserstoffblond." Ich ziehe eine wasserstoffblonde Perücke auf. Sieht scheiße aus. „Ist doch ganz hübsch", sagt die Verkäuferin. Meine Schwester verzieht das Gesicht. „Lass uns woanders gucken", flüstert sie mir zu. Fünf Perücken später gebe ich mich geschlagen. Meine Stimmung ist auf dem Nullpunkt. Perücken kaufen ist definitiv nichts, was mir Spaß macht.

Dritter Anlauf. Wieder mit meiner Schwester. Diesmal gehen wir in einen Friseurladen, der auf Perücken spezialisiert ist. Nach zehn Minuten stehen wir schon wieder vor der Tür. „Wenn ich einen Kleinwagen kaufen will, geh ich zum Autohaus!", schimpfe ich. „Was für Preise! Die sind ja komplett wahnsinnig! Für ein paar Haare! Und dann kann man sie noch nicht mal ausprobieren!" Auch meiner Schwester hat es kurzzeitig die Sprache verschlagen: Zwischen 1000 und 1700 Euro soll eine Perücke hier kosten. Im Perückenladen war von 200 bis 400 Euro die Rede. Schon das ist mir eigentlich viel zu viel. So viel Geld für eine Perücke, die ich gar nicht will, die womöglich bescheuert aussieht, vermutlich früher oder später juckt und ziemlich sicher in ein paar Monaten schon wieder in die Tonne wandert? „Am besten ist es, Sie ziehen die Perücke nur draußen auf, drinnen wird sie Ihnen eh bald zu warm. Und dann juckt es schnell", hatte der Friseur gesagt. Zeigen konnte er mir allerdings keine. Auf einem Schaubild hätte ich mir eine Farbe und einen Schnitt aussuchen sollen. „Das sieht dann ungefähr so aus", hatte er gesagt und mir eine Haarsträhne vors Gesicht gehalten. Perücke probieren? Nein, das geht nicht. Er habe gar keine da. Auswählen. Bestellen. Bezahlen. Und dann bereuen? Sorry, aber das ist mir dann doch zu blöd.

Es hilft nichts: Noch ein Versuch.

Der nächste Anlauf führt uns zu einem Haarinstitut. Haarinstitut klingt vertrauenerweckend, finde ich. Meine Schwester ist skeptisch. „Klingt teuer", sagt sie. Das Haarinstitut ist ziemlich schick. Die Dame, die uns berät, trägt einen weißen Kittel. Sie sei meine letzte Hoffnung, erkläre ich ihr. Sie lächelt verständnisvoll. „Wir haben schon vielen Menschen helfen können", sagt sie sanft. „Ich möchte gerne eine Perücke, die fast so aussieht wie meine jetzige Frisur. So ähnlich wie möglich. Etwa dieselbe Länge, etwa dieselbe Farbe." „Ich bin ganz sicher, dass ich das Richtige für Sie habe. Ich bin gleich wieder da." Ich seufze glücklich. Hach. Endlich. Gleich werde ich Haare haben, die sich fast gar nicht von meiner jetzigen Frisur unterscheiden. Entspannt lehne ich mich zurück. Die Frau mit dem weißen Kittel kommt zurück. „Es ist nicht ganz Ihre Farbe, aber probieren Sie doch mal die hier." Ungläubig gucke ich auf die Haare in ihrer Hand. Sie sind rot. „Nicht ganz meine Farbe?", echoe ich. „Blonder gibt es nicht." „Blonder gibt es nicht? Gibt es denn nicht vielleicht ein bisschen weniger rot?" „Probieren Sie doch mal auf." In dem schicken Haarinstitut muss ich kein Kondom über meine echten Haare ziehen. Die Frau in dem weißen Kittel stülpt mir die Perücke über, zupft ein bisschen an dem kinnlangen Bob und schiebt mich vor einen Spiegel. Es ist nicht schlecht – aber das bin nicht ich. Die Frau in dem weißen Kittel lächelt sanft. „Machen Sie doch mal eine Typveränderung." „Typveränderung?" „Ja, manchmal braucht man doch auch mal was Neues." Was Neues? Um mich herum verändert sich bald alles. Ich brauche nichts Neues. Ich brauche Sicherheit. Ich brauche ein vertrautes Gesicht, das mir aus dem Spiegel entgegenblickt. Ich brauche keine Typveränderung. Vielleicht brauche ich auch keine Perücke? „Du hast ja noch ein bisschen Zeit", versucht meine Schwester mich zu trösten. „Vielleicht findest du ja noch eine."

Auf dem Heimweg kommen wir an einem Schuhladen vorbei. „Komm mal mit", sage ich. Geradewegs steuere ich auf ein Paar gefütterte Winterstiefel zu. Die trag ich sicher länger. Und günstiger sind sie auch. „Pfeif auf die Haare! Ich nehm die hier!" Warme Füße sind doch auch was Schönes! Zieh ich auf den Kopf halt 'ne Mütze. Dabei bleibt es.

Her mit dem Port!

Es regnet in Strömen. Ich stehe im Hauseingang und warte. Der Regen prasselt vor mir nieder. Es ist kalt und noch dunkel. Der Freund holt das Auto, damit ich nicht nass werde. Er bringt mich vor seiner Arbeit zum Krankenhaus, der liebe Kerl. Heute soll mir der Port für die Chemo gelegt werden. „Port im Sinne von Hafen", hatte der Professor beim Vorgespräch erklärt. „Ein intravenöser Port ist eine dauerhafte Möglichkeit für einen zentralen Venenzugang."

Aha. Ich glaube aber, ich möchte gar keine „dauerhafte Möglichkeit für einen zentralen Venenzugang", hatte ich geantwortet. Also, ich möchte eigentlich überhaupt gar keinen Venenzugang. Und ich möchte auch niemandem die Möglichkeit geben, Zugang zu meinen Venen zu haben. Dauerhaft schon gar nicht. Auch nicht dem netten Herrn Professor. „Und wenn ich das nicht will?"

„Sie wollen das. Glauben Sie mir", hatte der Professor gesagt. Sein Schnauzbart lächelte. „Und wenn nicht?" „Früher, als man diese Ports noch nicht hatte, lief die Chemotherapie direkt in die Armvene. Dafür musste man den Arm stundenlang absolut still halten. Es gab üble Chemoverbrennungen, und nach ein paar Chemos ist oft die Vene kaputtgegangen. Glauben Sie mir – das wollen Sie erst recht nicht. Sie wollen einen Port. Sie kriegen einen Port. Anders wird das heutzutage gar nicht mehr gemacht."

Chemoverbrennungen? Vene kaputt? Hilfe! „Die wissen was sie tun", versuche ich mich zu beruhigen und die aufsteigende Panik niederzukämpfen. „Warum brauche ich nochmal die Chemo?"

Der Schnauzbart seufzte. Dann lächelte er.

„Krebs wird entweder über die Lymphe oder über das Blut transportiert", erklärte er mir noch einmal geduldig. Noch während der OP sei der entnommene Wächterlymphknoten im Labor untersucht und dabei festgestellt worden, dass der Krebs sich offenbar noch nicht durch die Lymphknoten auf den Weg in meinen Körper gemacht habe. Denn dann hätte er durch diesen Wächterlymphknoten durchgemusst. Und dort sei kein Krebs nachweisbar gewesen. Die andere Möglichkeit, dass der Krebs stattdessen über das Blut transportiert und in meinem Körper verteilt werde, versuche man nun mit der geplanten Chemotherapie auszumerzen.

„Also, es kann sein, dass jetzt schon irgendwo anders, in meinem dicken Zeh oder so, was weiß ich wo, so eine kleine Krebszelle sitzt und sich ins Fäustchen lacht? Und um die alle totzumachen, gibt es jetzt noch eine Chemotherapie hinterher?" Die blauen Professoren-Augen schauen mich freundlich, aber ernst an. „So könnte man es sagen, ja. Wir schießen hier mit Kanonen auf Spatzen. Das ist uns bewusst. Aber schließlich wollen wir alles tun, was nötig ist."

„Und eine Chemo ist nötig?"

„Eine Chemo ist nötig." „Wenn ich jetzt Ihre Tochter wäre – müsste ich dann auch eine machen?" „Wenn Sie meine Tochter wären?" Verdattert guckte der Professor mich an. „Ja, wenn Ihre Tochter genau das hätte, was ich jetzt habe, würden Sie ihr dann auch eine Chemo empfehlen?" „Absolut!"

Na gut.

Dann her mit dem Port.

Ich bin also auf dem Weg zum Krankenhaus, um mir diesen Port legen zu lassen. Ich weiß gar nicht, ob ich vor der ersten OP auch so eine Angst hatte und mir so schlecht war. Komisch, dass ich mich da schon gar nicht mehr daran erinnere. Ist doch erst ein paar Wochen her. Ich find das jetzt schon alles ätzend und habe überhaupt keinen Bock auf diese Chemo. Und auf die OP heute habe ich auch so gar keinen Bock. Da würde ich tatsächlich lieber morgens um viertel vor sieben zur Arbeit fahren – dabei erschien mir das bisher immer als das Schrecklichste, was mir um diese Uhrzeit je passieren kann. Das Legen des Ports erfolgt in Vollnarkose. Angeblich dauert der Eingriff nur eine halbe Stunde, dennoch soll ich eine Nacht im Krankenhaus bleiben. Was soll es, mir ist's recht.

Ich erwache mit einem dicken Verband am Schlüsselbein und richtig fetten Schmerzen. Mannmannmann. Vorne unterm Schlüsselbein, hinten unterm Schulterblatt. Es fühlt sich an, als hätte mir jemand einen Dolch durch die rechte Seite gerammt. Wo waren nochmal die Schmerztabletten?

Müde schleppe ich mich ins Bad. Mit der linken Hand knibbele ich den Verband und das Pflaster von der verdeckten Stelle. Eine fette Narbe prangt leuchtend rot unter meinem Schlüsselbein. Darunter: eine fette Beule. Der Port sieht aus wie ein Kronkorken, der unter die Haut gepflanzt ist. Na Prost!

Das ist er also, der Venenkatheter, der unter mein rechtes Schlüsselbein, oder genauer: in die Schlüsselbeinvene hineinoperiert wurde. Durch ihn hindurch wird die Chemoplörre laufen. Dazu wird mit einer speziellen Nadel durch die Haut in die Silikonmembran gestochen, und schon hat man einen Zugang zu meinen Venen. Ein bisschen wie angedockt. Munter blubbert dann alles, was die Ärzte so für nötig halten – ob Chemo, Antibiotika oder Wer-weiß-was – durch die Schläuche direkt in die Vene. Wenn der Zugang nicht mehr benötigt wird, wird er mit einer Kochsalzlösung gespült, ich werde abgestöpselt und brauche nicht mal ein Pflaster über der Einstichstelle. Praktisch.

Am Mittwoch kriege ich die erste Chemo. Davor habe ich auch Angst. Überhaupt sind Angst haben und unausgeschlafen sein derzeit meine größten Hobbys. Ich will das alles nicht. Ich will mein Leben zurück!

„Also, ich kenn Leute …!"

„So ein Quatsch!", höre ich meine Schwester protestieren.

Wir sind in der Apotheke und kaufen die Medikamente ein, die mir für die Tage nach der Chemo verordnet wurden. Die Apothekerin türmt die Schachteln vor mir auf. „Und hier, das Cortison." „Cortison?", frage ich entsetzt. „Zeig mal her", sagt meine Schwester und blickt auf die Packung und den Zettel mit der verordneten Dosis. Ich bin entsetzt. CORTISON! Das kriegt man doch nur, wenn man ganz schwerkrank ist. Und da wird man dick von. Aufgeschwemmt. Unansehnlich. „Werde ich dabei jetzt auch noch fett?", frage ich meine Schwester. „Kann schon sein", antwortet die Apothekerin. „Nein", antwortet meine Schwester. „Nicht?", frage ich ängstlich die Schwester. Immerhin ist sie auch eine ausgebildete Apothekerin, sie muss es wissen. „Nein", versucht sie mich erneut zu beruhigen. Die Apothekerin hinter dem Tresen wiegt bedenklich den Kopf. „Doch, doch. Kann schon sein", sagt sie. „So ein Quatsch!", höre ich meine Schwester protestieren. „Du bekommst drei Stück, drei Tage lang! Davon wird niemand nicht fett!" Meine Schwester guckt die Apothekerin böse an. Ihr Blick soll sie zum Schweigen bringen. Doch die zeigt sich unbeeindruckt. „Also, ich kenn Leute …", sagt sie und bläst die Backen auf, „die sehen dann so aus!" Ihr Gesicht wird immer runder und runder. Wie ein Kugelfisch. Mit ihren

Händen untermalt sie die aufgeplusterten Backen, als blase sie einen Luftballon auf. Ich starre sie an. „Komm!", sagt meine Schwester, packt mich am Arm und bugsiert mich aus der Apotheke. „Das geht ja gar nicht!", höre ich sie schimpfen. „Das geht ja überhaupt gar nicht! Was ist denn das für eine Apothekerin? Ich fass es nicht!" Sie schimpft noch, als wir schon im Auto sitzen. „Meinste, ich werd nicht fett?" „Nein. Von drei Stück am Tag, drei Tage lang wird niemand fett. Das versprech ich dir. Davon kriegste höchstens ein bisschen rote Bäckchen."

Hm. Nachdenklich blicke ich auf der Heimfahrt aus dem Fenster. „So geht das aber nicht", sage ich schließlich. Ich kann mich doch nicht immer darüber aufregen, verunsichert oder verletzt sein, wenn mich jemand gedankenlos mit einem dummen Spruch konfrontiert. Wenn ich mich darüber jedes Mal aufrege, fehlt mir bald die Kraft, um mich aufs Wesentliche zu konzentrieren. Und das ist und bleibt noch immer, dass es mir in den kommenden Monaten so gut wie irgend möglich geht. Ich muss mir etwas ausdenken. Irgendwie muss ich einen Weg finden, mit Bemerkungen wie diesen umzugehen, ohne völlig niedergeschlagen oder stockwütend zu werden.

Wie sag ich es den Kindern?

Der Freund, seine Kinder und ich sitzen im Auto. Es ist dunkel. Scheinwerferlicht spiegelt sich auf der regennassen Fahrbahn. Wir fahren durch München, bringen die Kinder zurück zu ihrer Mutter, danach geht's zurück nach Frankfurt. Ein ganz normales Kinderbesuchswochenende. Der Port drückt auf mein Schlüsselbein, die Narbe zieht und schmerzt. Ich bin müde. Noch ein paar Tage, dann bekomme ich die erste

Chemo. Noch ein paar Kilometer, dann steigen die Kinder aus. Das ganze Wochenende habe ich auf den richtigen Augenblick gewartet, um ihnen zu sagen, dass ich krank bin und eine Chemotherapie machen werde. Immer kam etwas dazwischen. Nie hat es gepasst. „Wie sollen wir es ihnen denn jetzt sagen?", flüstere ich zum Freund auf dem Fahrersitz. „Weiß nicht", nuschelt er in seinen nicht vorhandenen Bart. „Musst du wissen, ist dein Ding". „Es sind aber deine Kinder!", zische ich empört zurück. Vielleicht gibt es den richtigen Augenblick gar nicht? Der Freund starrt auf die Fahrbahn. Er heizt durch die Stadt. Es hilft nichts, wir sind bald da, viel Zeit bleibt nicht. An der nächsten Ecke sage ich es ihnen. Die nächste Ecke fliegt vorbei. Ich sage nichts. An der nächsten roten Ampel. Die Ampel vor uns springt auf Gelb, der Wagen flitzt über dunkelgelb. Geschafft! Ich atme tief durch. Die nächste Ampel springt auf Rot. Ich druckse los. „Also äh, wir, äh, ich wollte euch noch was sagen". Das Geplapper auf dem Rücksitz verstummt. „Ich war ja letzte Woche im Krankenhaus, das hat der Papa euch ja glaub ich erzählt, das war weil ich hab Krebs aber es ist alles gar nicht schlimm und ich werd auch wieder ganz gesund und bin operiert worden und jetzt mache ich bald eine Chemotherapie und dann verlier ich alle Haare und wenn wir uns in ein paar Wochen das nächste Mal sehen, hab ich nur eine Mütze oder ein Kopftuch noch auf dem Kopf, und ich wollte euch das sagen, damit ihr das wisst und nicht erschreckt", sage ich in einem Atemzug. „Papa, guck mal, die Frau da hinten, dass ist glaub ich die Ursel", sagt Hanna. Hä? Verdutzt gucke ich nach hinten in den Wagen. Hallo? Habe ich jetzt gerade was gesagt? Lukas guckt aus dem Fenster. „Nee, das ist sie nicht", sagt er. Ratlos gucke ich zum Freund. Der guckt auf die Ampel. Der Regen prasselt auf das

Autodach, die Wischblätter huschen über die Scheibe. „Wie der Onkel Peter", sagte Lukas. „Weißte noch Papa? Der hatte dann auch ne Glatze." Die Ampel springt auf Grün, der Wagen rollt los. „Siehste!", sagt der Freund zu mir und grinst.

5. Fische gegen Krebs

Roter Campari und blaue Fische

Ich gucke auf den Beutel, der am Tropf neben mir hängt. Die Flüssigkeit darin hat dieselbe Farbe wie Campari. Sie tropft in meine Vene. Tropf, tropf, tropf. Ich sehe ihr dabei zu. Ich sitze auf einem grauen Sessel, draußen rauscht der Verkehr. Ich bin im Krankenhaus und bekomme meine erste Chemo.

Tropfen für Tropfen sickert der Campari in mich hinein. Ich schließe die Augen. Im Campari schwimmen kleine Fische. Sie sind hellblau, schimmern ein bisschen silbrig und haben einen kleinen gelben Tupfer an den Kiemen. Und ein orangegelbes Maul. Mit dem lächeln sie sogar ein bisschen. So finde ich sie sehr hübsch. Sie sind friedlich, freundlich und sehr, sehr hungrig. Unmengen dieser winzig kleinen Putzerfischchen spült der Campari in mein Blut. Sie werden durch den Port in mich hineingespült. Kaum angelangt schwimmen sie los: Von der Vene geht es in ab in alle kleinen Blutbahnen und Äderchen. Sie schwimmen und fressen, fressen und schwimmen, immer weiter, immer tiefer, sie fressen alle bösen Krebszellen weg und putzen alles blitzeblank. Sie sind unglaublich eifrig, aber auch ein bisschen dumm. Sie können nämlich leider nicht zwischen gesunden Zellen und Tumorzellen unterscheiden. Deswegen fressen sie einfach alle Zellen auf, die sich schnell teilen. Sicherheitshalber. Dass sie so auch die Zellen an den Schleimhäuten und die Zellen mit wegfressen, die für das Haarwachstum verantwortlich sind, ist ein notwendiges Übel, das ich in Kauf nehmen muss. Da sich die Fischchen so viel Mühe damit geben, durch meinen Körper zu schwärmen, um jede klitzekleine böse Tumorzelle zu finden, will ich über dieses kleine Manko nicht klagen. Die Fischchen werden in den nächsten drei Wochen ihre Arbeit machen. Putzen und fressen, fressen und putzen. Wenn sie satt und müde sind, in drei Wochen, gibt es Nachschub. Dann komme ich wieder, bekomme eine neue Chemo und damit neue, hungrige Putzerfischchen, die ausschwärmen werden, den Krebs zu vertilgen.

Mir hatte jemand erzählt, dass es hilft, wenn es mir gelingt, die Chemo nicht mit Abwehr zu erdulden. „Machen Sie sich die Chemo zum Freund", war der Rat. „Suchen Sie sich ein positives Bild." Ein positives Bild finden für Gift, das durch meinen Körper gepumpt wird? Na, ich weiß ja nicht. Eine Bekannte erzählt von einem Freund, der sich – als großer Asien- und Samurai-Fan – vorgestellt habe, mit der Chemo würden lauter kleine Krieger in sein Blut gespült, die für ihn in den Krieg zögen, in ihm kämpften und die Krebszellen ermordeten. Kleine Krieger? Mord und Totschlag? In meinen Venen? Krieg in mir drin? Das gefällt mir nicht.

Da such ich mir lieber etwas anders. Irgendwann fallen mir Putzerfischchen ein. Diese lustigen kleinen Fischchen, die den Menschen mit Neurodermitis ihre Hautschuppen wegknabbern. Die echten Putzerfische sehen ein bisschen aus wie kleine braune Würmer, das gefällt mir nicht so gut. Stundenlang habe ich überlegt, wie ich sie schöner fände. Irgendwann sind sie fertig. In meiner Vorstellung sehen sie aus wie winzige kleine Guppys. Freundliche blaue Fischlein. Sie sind mir viel lieber als tobende Krieger. Die Fische sehen auch ganz zufrieden aus. Diese Fische sind meine Freunde. Ich winke ihnen. Einer zwinkert mir zu.

Damit die Fische gut schwimmen, muss ich viel trinken. „Viel trinken während der Chemo, mindestens zwei Liter und bei Harndrang sofort auf die Toilette", hatte mir die Ärztin eingeschärft. „Einhalten schädigt die Blase." Nachdem ich einen halben Liter Apfelsaftschorle in mich hineingekippt habe, muss ich aufs Klo. Und jetzt? Ich wuchte mich aus dem Ledersessel, schnappe mir den Tropf und schiebe ihn neben mir her durch den Flur in Richtung Toilette. „Halt!", ruft die Krankenschwester und sprintet neben mir her. „Wo wollen Sie hin?" „Honolulu", antworte ich. Sie guckt streng. „Zur Toilette." „Ich komme mit." Bitte was? „Keine Sorge, ich warte vor der Tür. Nicht, dass Sie mir auf dem Klo zusammenklappen. Und nicht erschrecken!" „Erschrecken?" „Wegen der Farbe." Farbe? Ein paar Augenblicke später bin ich froh, dass sie mich vorgewarnt hat, vermutlich würde ich sonst gellend das ganze Krankenhaus zusammenschreien: Ich pinkle Neonfarbe! Knallorange und leuchtend! Einen Moment bin ich versucht, das Licht auszuschalten, um zu sehen, ob das auch im Dunkeln leuchtet. Orangeleuchtende Neonfarbe! Wie geil ist das denn? Ich muss lachen. „Guten Tag, Chemiefabrik", begrüße ich mein Spiegelbild über dem Waschbecken. Ein bisschen unheimlich ist das ja schon.

Etwas später lasse ich mich wieder in meinen Sessel fallen. Er sieht aus wie im Flugzeug. First Class. Verstellbare Rückenlehne und Fußstützen. Sehr bequem. Links neben mir steht ein Tischchen, darauf eine weihnachtliche Serviette, ein Riegel Schokolade für jede Patientin, mein Käsebrötchen und eine Flasche Apfelsaft. Rechts neben mir steht der Ständer mitsamt dem Beutel knallorangefarbener Flüssigkeit.

Als ich ankam, bekam ich als Erstes eine riesige Tablette. „Gegen die Übelkeit", hatte die Krankenschwester gesagt. Wow! Wenn die Dinger so groß sein müssen, dann kann einem wohl wirklich richtig, richtig schlecht werden von dem Zeug, das sie hier in mich hineinpumpen. Danach hatte der Port, der Venenkatheter, seinen ersten Auftritt. Er hatte schon die ganze Nacht gejuckt – vielleicht hatte er sich auf seinen großen Tag gefreut, vielleicht hatte mich auch nur die Nadel geärgert, die gut verborgen unter einem Pflaster daraus hervorgelugt. Immerhin soll die nach der ersten Chemo gezogen werden. Vielleicht verschwinden mit ihr auch die Schmerzen. Künftig soll ich dann immer angepiekst werden, wenn mir jemand etwas einflößen will. Als ich gerade damit anfangen wollte, mich davor schon mal zu gruseln, beugte sich die Krankenschwester über mich, zog das Pflaster ab und bewunderte den Port: „Der liegt aber gut. Und schon so schön verheilt, die Narbe! Wunderbar!" Fast war ich ein bisschen stolz auf meinen tollen Port. Dann sollte ich tief einatmen, ausatmen, ein kleiner Pieks, schon hatte die Krankenschwester mich verkabelt. Ich hing am Tropf. Das hatte ich mir schlimmer vorgestellt. Ich spürte: Nichts. Wunderbar. Der Port nahm seine Arbeit auf. „Das läuft jetzt erst mal durch." „Wird mir jetzt gleich schlecht?" „Nein", lachte sie. „Davon wird Ihnen nicht schlecht. Das ist Kochsalzlösung. Davon kann Ihnen gar nicht schlecht werden. Damit wird der Port nur gespült." Ach so. Puh, kleine Galgenfrist.

Die Krankenschwester lächelte: „Wir haben hier die Erfahrung gemacht, dass vor allem den Patientinnen übel wird, die sich am meisten vor der Übelkeit fürchten." Ach? Wirklich? „Den anderen wird meist gar nicht so besonders schlecht." Na dann. Dann hör ich halt auf damit, mich zu fürchten, nahm ich mir vor. Wo war grad nochmal der Schalter, den ich umlegen musste? Gab es irgendwo einen Anti-Angst-Knopf, den ich drücken konnte? „Sie haben ja vorhin diese dicke Tablette bekommen. Damit ist alles gut. Damit wird Ihnen nicht schlecht. Wirklich nicht." Na gut, wenn das so ist. Dann glaube ich das jetzt einfach mal, dachte ich.

Ich erinnere mich an die mächtige Tablette, die nun hoffentlich bereits ihre enorme Wirkung entfaltet. Wenn es klappt, werde ich endgültig die Pharmaindustrie lobpreisen – hätte ich vor einem halben Jahr auch nicht gedacht, dass es dazu einmal kommt. „Machen Sie sich nicht so viele Gedanken", sagt die Krankenschwester jetzt. „Sehr viel passiert im Kopf." Also beschließen mein Kopf und ich, dass mir nicht übel werden wird. Ich werde nur ein bisschen müde sein. Das ist okay.

Mein Magen grummelt. „Mir ist aber trotzdem ganz flau." Die Krankenschwester grinst. „Wahrscheinlich haben Sie Hunger. Haben Sie schon was gegessen?" Hunger? Jetzt? Während mir die Chemoplörre einläuft? Bestimmt nicht. Mein Blick schweift auf das Käsebrötchen. Ich schüttele den Kopf.

„Bringen Sie sich etwas zu essen mit", hatte die Krankenschwester mir vorher geraten. „E-S-S-E-N?" „Ja, essen. Sie werden Hunger bekommen." Ich werde bestimmt keinen Hunger bekommen. „Sie werden Hunger haben. Bringen Sie sich ein Butterbrot mit. Etwas, was Sie gut essen können, auf das Sie in Zukunft aber ebenso für eine ziemlich lange Weile verzichten können." Wieso? „Sie werden es danach ziemlich lange nicht mehr mögen." Der Körper kann nicht zwischen dem Essen und der Chemo unterscheiden und meint, ihm wird von dem Essen schlecht, erklärte sie mir. „Wie wär es mit Schokolade?", fragte ich. Das wär ja ganz praktisch, wenn ich die für längere Zeit nicht mehr essen wollte. Die Chemoschwester hatte gelacht. „Das haben schon viele versucht – das klappt komischerweise leider nicht. Warum, weiß ich auch nicht."

Nun nimmt sie den leeren Beutel vom Tropf ab und holt einen weiteren aus einer Kühltruhe. Sie sieht in ihre Akten, dann in mein Gesicht und dann auf den Beutel, den sie in der Hand hält. Sie sieht mich ernst an: „Nennen Sie mir bitte Ihren vollen Namen und Ihr Geburtsdatum." Hä? Sie hatte mich doch eben erst mit meinem Namen angesprochen. „Und wann sind Sie geboren, und wie viel wiegen Sie?" Ja, steht das denn nicht in der Akte? Verwirrt schaue ich sie an, nenne meinen Namen, mein Geburtsdatum und mein Gewicht. Schuhgröße auch? Sie lächelt und hakt den zweiten Beutel in den Tropf. „Wir müssen das tun", sagt sie, „um sicherzugehen. Stellen Sie sich einmal vor, was passieren würde, wenn wir die Beutel vertauschten." Nein, das stelle ich mir jetzt mal lieber nicht vor. Vorsichtig luge ich noch mal auf den Beutel, tatsächlich, da steht mein Name drauf. Ich bin beruhigt. Dieses Prozedere wird sich bei allen sechs Chemos wiederholen. „Es ist auch wichtig, dass Sie Ihr Gewicht halten. Die Chemo wird jedes Mal einen Tag vorher für Sie persönlich zusammengestellt. Wenn Sie mehr als drei Kilo zu- oder abnehmen, sagen Sie uns bitte Bescheid, dann müssen wir die Dosierung anpassen." Nun geht's los. „Möchten Sie ein Eis?" „Ein Eis? Jetzt? Zum Frühstück? Nein, danke." „Sie sollten ein Eis essen, das ist besser." „Wieso?" „Damit die Schleimhäute im Mund gekühlt werden. Wenn der Mund kühl ist, wird er nicht so gut durchblutet, wenn er nicht so gut durchblutet wird, gehen dort die Schleimhäute nicht so stark kaputt." Na, dann her mit dem Eis. Wenn es hilft. Ich würde mich auch auf den Kopf stellen, mit den Ohren wackeln und dabei grüne Limonade trinken, wenn mir jemand glaubhaft versicherte, dass mir das helfen würde. Die Chemoschwester drückt mir ein Orangeneis in die Hand. „Kann ich ein Schokoeis haben?" „Nein, das geht nicht. Mit Milcheis funktioniert es nicht, das ist nicht so kalt, das hat nicht denselben kühlenden Effekt." Also ein Wassereis. Orange. Nach der dritten oder vierten Chemo werde ich auf Cola-Eis umsteigen müssen. Orangeneis kann ich zu dem Zeitpunkt schon nicht mehr sehen. „So, das dauert jetzt eine Weile", sagt die Chemoschwester. „So bis eins, halb zwei." Was? Das sind noch fünf Stunden! Was zum Teufel machen die denn hier noch mit mir? In dem orangefarbenen Beutel sind doch höchstens 500 Milliliter. „Das ist nicht der einzige Beutel", erklärt mir die Chemoschwester. „Und beim ersten Mal lassen wir es noch ganz besonders langsam tropfen. Beim nächsten Mal sind Sie dann vielleicht schon nach vier Stunden fertig." Na wunderbar. Alles in allem dauert es beim ersten Mal fast sechs Stunden. Auf den Beutel mit der orangefarbenen Flüssigkeit folgen noch drei oder vier weitere – die sind allerdings alle mit durchsichtiger Flüssigkeit gefüllt und deutlich weniger spektakulär.

Ich sitze also da, lutsche an meinem Eis, die Chemoschwester fummelt den Chemobeutel an den Chemotropf, dreht den Hahn auf – und …

Nichts.

Ich sehe die knallbunte Flüssigkeit durch den Schlauch sickern, der in meinen Port führt. Ich horche in mich hinein.

Nichts.

Ich warte.

Ich warte darauf, dass etwas passiert. Dass es ruckelt und die Welt stehen bleibt oder so. Das ist meine erste Chemo. Irgendetwas muss ja passieren.

Es passiert nichts.

Ich sitze da und warte weiter.

Es passiert überhaupt gar nichts.

Misstrauisch schaue ich den Beutel mit der leuchtenden Flüssigkeit an.

Vielleicht wird mir ein bisschen übel? Ach nee, ich hatte ja die Tablette genommen.

Weiter warten.

Immer noch nichts.

Vielleicht werde ich ein bisschen ohnmächtig?

Nö. Ohnmächtig fühle ich mich eigentlich nicht.

Nur ein bisschen duselig.

Ich sitze noch ein Weilchen da und warte, dass was passiert.

Es passiert aber nichts.

Schon nach ziemlich kurzer Zeit ist mir ziemlich langweilig.

Mein Magen knurrt. Irritiert gucke ich auf meinen Bauch. Was willst du? Hunger!, knurrt er laut und vernehmlich. Echt? Jetzt? Ich gucke auf das Käsebrötchen. Dann auf meinen Bauch. Na gut, wenn du unbedingt willst.

Alle zehn Minuten kommt die Chemoschwester gucken, wie es mir geht. Mir geht es gut. Mir ist nur langweilig. Ich habe immer noch Hunger. Das Käsebrötchen ist schon weg. So unspektakulär hatte ich mir diese Veranstaltung nun wirklich nicht vorgestellt.

Ich schiebe nochmal auf die Toilette. Den Ständer und mich. Diesmal lässt die Schwester mich unbehelligt ziehen. Ich schiebe meinen Tropf durch den Gang, vorbei an wartenden Patienten. Hier hatte ich auch mal gesessen und gewartet, kurz bevor ich die Diagnose bekam. Einige Augenpaare starren mich erschrocken an. Es hilft nichts, mein Tropf und ich müssen hier durch.

Alles in allem ist das eine etwas umständliche Aktion. Erst muss ich aus dem Sessel herauskommen, ohne dass sich der Schlauch verheddert, dann muss ich den Tropfständer ausparken, zur Toilette wackeln, Farbe bewundern, zurück über den Gang zockeln, wieder einparken, wieder hinsetzen. Noch mehr trinken. Etwas langweilen. Schon wieder aufs Klo müssen. Wieder den Tropf ausparken, mit dem Tropf im Schlepptau den Gang entlangzockeln, zur Toilette, Farbe bewundern, zurück zum Sessel zockeln, Tropf wieder einparken, hinsetzen, weiter langweilen, weiter trinken, oh, schon wieder zur Toilette müssen, Tropf ausparken, wieder über den Gang zockeln. Auch so kann man einen Vormittag verbringen.

Furchtsame Augen blicken mich an. Ich versuche zu lächeln, die Augen gucken weg. Auf der Toilette angekommen, blicke ich in den Spiegel. Huch, bin ich bleich. Ich sehe ja aus wie ein Gespenst! Kein Wunder, dass die Augen im Flur mich so erschreckt angesehen haben. Und tatsächlich ist mir auch ein bisschen schwummerig. So als hätte ich ein Glas Sekt zu viel getrunken.

Was für ein Tag, denke ich, als ich ein paar Minuten später wieder in meinen Sessel sinke. Morgens um halb elf schon besoffen.

Durch meine Venen fließt Campari. Ich gucke auf den Beutel am Tropf neben mir. Bald leer. An der Wand hängt eine

Uhr, der Zeiger rückt vor. Ich muss grinsen. Wenn man morgens auf nüchternen Magen intravenös einen halben Liter Campari in sich hineinkippt und dazu ein Eis frühstückt – ich glaube, da wird einfach jedem schlecht.

Fazit nach der ersten Chemo:
A) Seltsam unspektakulär, die ganze Veranstaltung.
B) Hunger und Durst bekommt man früher oder
   später immer – egal in welcher Situation.
C) Campari trinke ich nie wieder.

Koffer packen

Weihnachten will ich nach Hause zu meiner Familie. Das heißt Koffer packen. Erst mal aufs Sofa setzen und überlegen, was ich mitnehmen will. Ich bin ganz schön schlapp, aber es hilft ja nichts. Hm. Jacke, Hose, Mütze, klar. Welche Mütze? Ob mir über Weihnachten wohl die Haare ausfallen werden? Dann vielleicht besser zwei Mützen? Eine warme für draußen und eine nicht so warme für drinnen. Oder? Vielleicht bleiben sie ja auch dran? Ich gucke in den Spiegel. Noch habe ich alle Haare auf dem Kopf, und es sind noch nicht mehr ausgefallen als sonst. Jetzt sind sie noch halblang. Vielleicht geh ich zu Hause zum Frisör und lass sie mir nochmal kurz schneiden, bevor sie ausfallen. Dann ist der Unterschied vielleicht nicht so krass. Ich stelle mich vor den Spiegel. Schöne Haare. Ich schneide mir eine Haarsträhne ab und lege sie in eine kleine Schachtel. Um mir Haarlänge und Farbe zu merken. Angeblich ändert die sich ja manchmal. Vielleicht kriege ich Locken, wenn die Haare wieder wachsen. Manche kriegen Locken. Locken fände ich schön. Die Farbe soll lieber so bleiben, die fand ich schon immer toll. Ich wickele mir eine hellblonde Haarsträhne um den Finger … Koffer packen, Mensch!

Aber was? Ratlos stehe ich vor dem geöffneten Kleiderschrank. Pullover, klar. Aber welchen? Wie wird denn das Wetter? Ich google mal schnell. Dann stehe ich wieder vor dem Kleiderschrank. Welchen Pulli jetzt? Den oder den? Ist der eine nicht vielleicht doch zu warm? Und der andere zu kalt? Beide? Oder vielleicht doch lieber einen ganz anderen? Den blauen? Aber da sieht man vielleicht die ausfallenden Haare noch mehr drauf? Am besten leg ich mal alle Pullis, die ich habe, auf mein Bett und gucke dann noch mal. Mannmannmann, ganz schön viele Pullis. Ob ich da vielleicht mal welche aussortiere? Vielleicht den da? Aber der ist so schön weich. Hm. Ach. Muss ja vielleicht nicht jetzt sein. Irgendwie komme ich so auch nicht weiter. Also: Alle Pullis vom Bett wieder in den Schrank einräumen. Und jetzt? Welchen Pulli nehme ich jetzt mit? Hm. Doch noch mal alle Pullis aus dem Schrank aufs Bett. Na ja, Pullover entscheide ich lieber gleich. Erst mal die Hosen. Ist ja auch einfacher, wenn ich weiß, welche Hose ich dabeihabe. Dann weiß ich sicher auch, welchen Pulli ich dazu mitnehmen möchte. Also: welche Hosen? Am besten leg ich die auch mal dazu.

Eine halbe Stunde später türmt sich auf meinem Bett ein Berg Klamotten. Ratlos stehe ich davor. Was nehme ich denn jetzt mit? Puh, vielleicht erst mal Pause machen.

Am liebsten würd ich mich kurz ins Bett legen. Aber das geht nicht. Da liegen schon die Klamotten drin. Also aufs Sofa. Aber nur kurz, ermahne ich mich selbst. Nur für eine Tasse Tee. O ja, Tee ist gut. Also Tee kochen. Mit dem Tee wieder aufs Sofa. Ich kann ja auch hier überlegen. Welche Tasche nehme ich mit? Wo ist eigentlich meine Reisetasche? Die kann ich ja mal suchen. Nehme ich die große oder die kleine? Ich hol mal beide her. Ach, da ist ja auch der Koffer. Oder den? Oder den kleinen Koffer? Der wird wohl nicht reichen. Obwohl – eigentlich brauch ich für die paar Tage ja nicht viel. Ich stell ihn mal daneben. Im Flur türmen sich Koffer und Reisetaschen. Welche nehme ich denn jetzt? Lieber doch noch einmal eine kleine Pause. Kurz aufs Sofa setzen und ein paar Weihnachtsplätzchen futtern. Zur Stärkung. Dann geht es bestimmt besser. Das Schöne ist ja, dass ich die ganze Zeit essen darf, weil ich mir etwas Speck anfuttern soll. Komisch ist allerdings, dass ich immer dünner werde und die Waage heute Morgen drei Kilo weniger angezeigt hat – wobei das eigentlich nicht sein kann. Das schaffe ich doch sonst auch nicht in einer Woche. Ich stelle mich mal kurz auf die Waage. Stimmt. Immer noch weniger. Und das bei dem ganzen Zeugs, das ich so esse. Schnell noch einen Keks essen. Nicht, dass ich noch vom Fleisch falle.

Hallo? Koffer packen!, ermahne ich mich. Ja, ja, gleich! Ist ja schon fast fertig. Das Wichtigste hab ich ja schon mal rausgelegt. Ja, aber alles andere auch! Ich ignoriere mein schlechtes Gewissen, die Klamottenberge und die Koffertürme und gucke aus dem Fenster. Gestern war ich Weihnachtsgeschenke und Weihnachtspostkarten kaufen. Leider habe ich dann die Hälfte irgendwo in einem Geschäft liegen lassen. Bezahlt natürlich. So ein Mist. Das ist mir echt noch nie passiert. Also bin ich – ohnehin schon erschöpft – nochmal alle Geschäfte abgelatscht. Wiedergefunden habe ich sie aber nicht. Irgendwann habe ich kapituliert und mir in einem schönen kleinen Café, in das ich längst mal hineingehen wollte, eine Tasse heiße Schokolade gegönnt. Als ich da in dem schönen golden-plüschigen Sofa zwischen Schokolade und Pralinen fast versunken bin, hab ich mich gefragt, warum ich das früher nicht gemacht habe. Da wäre ich wohl nach dem Einkaufen schnell nach Hause gehetzt. Warum eigentlich? Verrückt. Ich merke jetzt schon, dass ich solche Momente viel schöner finde und viel mehr genieße, als ich das früher getan habe. Eigentlich schade, dass man dafür erst solche Ereignisse in seinem Leben braucht.

So, Schluss jetzt, keine Philosophiestunde. Koffer packen! Jetzt!

Ich raffe mich auf und betrachte die Sachen, die ich aus dem Kleiderschrank auf mein Bett geräumt habe. So bringt das irgendwie nichts. Ich leg mal die Sachen, die ich jetzt wirklich mitnehmen will, aufs Sofa.

Irgendwann habe ich den Inhalt meines halben Kleiderschranks in meiner gesamten Wohnung verteilt, nur der Koffer bleibt leer. Immer wieder tausche ich Hosen, Pullover, Mützen und Schals gegeneinander aus. Mann, Mann, Mann. Irgendwann merke ich, dass ich das so nicht hinkriege. Dann setze ich mich eben erst mal an den Schreibtisch und überweise die Rechnungen, die ich vor der Abreise noch bezahlen will und die sich seit Wochen hier stapeln.

Auch das kriege ich nicht hin.

Ich bin unendlich langsam und tüdelig. Immer schweifen meine Gedanken ab, ich kann mich keine fünf Minuten konzentrieren. Irgendwann sitze ich, umgeben von einem Haufen Klamotten, heulend hinter einem Berg Rechnungen.

So findet mich der Freund. Er kommt vom Fußballgucken und ist etwas überrascht über seine verwirrte, verheulte Freundin. Er schnappt sich ein Bier aus dem Kühlschrank, überweist im Nullkommanix sämtliche Rechnungen und packt meinen Koffer. Während er ein paar Klamotten zusammenklaubt, renne ich wie ein gackerndes Huhn hin und her und schreie: „Nein, den Pulli nicht", zerre den Pullover wieder aus dem Koffer raus, stopfe dafür andere wieder rein. „Hier, die Hose, hier, die muss aber unbedingt mit!" Der Freund packt ein, ich packe erst die Hälfte aus und dann doch wieder ein. Suche Schuhe, schleppe Mützen an. Der Freund packt und packt. Ich zetere und heule. Mit einer Seelenruhe packt der Freund alles in den Koffer. Verzweifelt schau ich ihm zu. Ich finde mich schrecklich. So langsam, so konfus, so zeternd. Meine Güte, was gehe ich mir auf die Nerven! Der Freund schaut mir nur zu, macht geduldig meinen Kram und lässt mich nicht spüren, dass ich auch ihn vermutlich total nerve.

Als der Koffer voll ist, schleppe ich eine Reisetasche an. Der Freund guckt mich an. „Ich brauche ja auch noch was für Heiligabend zum Anziehen. Und für Silvester!" Der Freund schaut mich weiter an. Ich glaube, in diesem Moment nimmt er die gesamte Geduld aus seinem ganzen Leben zusammen. „Klar", sagt er. So ein lieber Kerl! Der tollste Mann auf der ganzen Welt! Und so geduldig – das wusste ich bisher gar nicht. Mein lieber Freund, was für ein Glück, dass ich den hab. Verliebt schaue ich ihn an und sehe zu, wie er noch ein paar Sachen einpackt. Irgendwann ist auch die Tasche voll. „Und jetzt?", frage ich. „Und jetzt machen wir sie zu und du bist fertig", sagt der Freund.

Wenn ich den nicht hätte!

Wahrscheinlich würde ich immer noch packen.

Kahlschlag

„Was machst du?", fragt der Freund. Er kann nicht schlafen. Seit Stunden liegt er neben mir und konzentriert sich aufs Einschlafen. Aber es geht nicht. Das liegt an mir. Seit Stunden mache ich „Pfff". Immer und immer wieder. Immer und immer wieder habe ich einzelne Haare im Gesicht. Sie fallen vom Kopf auf mein Gesicht, und mit einem gezielten Pfff puste ich sie weg. Auf der Seite liegen geht gar nicht. Dann fallen sie direkt auf meine Augen, krabbeln in meine Nase und kitzeln mich im Gesicht. Aus den einzelnen Pfffs wird ein regelrechter Pfff-Sturm. Aber auf dem Rücken liegen ist auch nicht viel besser. Irgendwie schaffen sie es über die Stirn auf mein Gesicht. Dort liegen sie – und machen mich wahnsinnig. Unterlippe vor, kurz und gezielt in die Richtung pusten, an der es kitzelt – pfff – und für einen paar Momente ist Ruhe. In meinem Gesicht. Und im Schlafzimmer. Dann kommt das nächste Haar. Unbemerkt stiehlt es sich von seinen Kumpels, die netterweise noch auf meinem Schädel ausharren, davon und wandert vorsichtig über meine Stirn oder die Schläfe auf mein Gesicht. Dort liegt es dann. So, als wollte sich jedes einzelne von mir verabschieden. Es liegt und liegt, und ich tue so, als würde ich es nicht bemerken. Versuche zu ignorieren, wie es mich kitzelt. Obwohl es ganz still da liegt. Ich liege auch ganz still da. Lasse mich kitzeln, versuche die Haare zu ignorieren und einzuschlafen, bevor das nächste kommt. Das klappt natürlich nie. Irgendwann ist das Kitzeln immer stärker, irgendwann halte ich es nicht mehr aus. Mit einem Pfff puste ich es weg. Manchmal meine ich, ein kleines Kichern zu hören. „Hihi. Gewonnen!", kichern meine Haare sich verschmitzt zu. Das eine segelt auf die Seite. Und das nächste macht sich auf den Weg. So liegen wir da im Dunkeln. Mein Freund, meine Haare und ich. Er schläft nicht, ich puste, und die Haare bilden auf meinem Kissen ein kleines Nest.

Am nächsten Morgen schüttele ich das Kopfkissen aus. Es sind Unmengen. Auf dem Kissen, auf dem Laken, auf dem Boden – überall Haare. Ein Wunder, dass ich nicht kahl erwacht bin. Mir reicht es. Seit Tagen muss ich ständig saugen. Überall liegen Haare rum. Weil sie blond sind, sieht man sie besonders gut. Ständig rollere ich mit einer Flusenbürste über mich. Haare, Haare, überall Haare. Aber auch auf meinem Kopf sind immer noch welche. Ziemlich viele sogar. Ganz schlimm ist es, wenn ich den warmen, schwarzen Norwegerpulli anziehe, den der Freund mir geschenkt hat. Mit dickem Rollkragen, damit ich nicht friere. Weil ich tatsächlich ständig friere, ziehe ich ihn häufig an. Und weil das dann in der Wohnung doch schnell zu warm ist, ziehe ich ihn auch ebenso häufig wieder aus. Pulli an, Pulli aus – jedes Mal bleiben zig Haare auf ihm hängen. Ein Wunder, dass ich überhaupt noch welche aufm Kopp habe. Heute kommen sie ab. Ich rufe den Freund an, er soll auf dem Heimweg die Haarschneidemaschine von seinem Kumpel mitbringen und mir die Flusen absäbeln.

Ich stehe vor dem Spiegel und warte auf den Freund. Immerhin hatte ich an Weihnachten noch lange Haare. Meine Mutter hatte jeden Morgen Angst, dass aus meinem Zimmer ein gellender Schrei ertönt. Aus irgendeinem Grund war sie der festen Überzeugung, eines Nachts fielen mir alle Haare auf einmal aus und ich erwachte mit blankem Skalp. Sie hatte sogar rote Nikolausmützen für alle besorgt, damit ich nicht allein mit kahlem Schädel unterm Weihnachtsbaum hätte hocken müssen. So schlimm kam es dann aber doch nicht. An Weihnachten hatte ich – wenn auch lichtes, so doch noch langes – Haar. Die Haare fielen alle schön langsam der Reihe nach aus. Jedes einzeln für sich. Am Anfang merkte ich es gar nicht richtig. Zwei Wochen nach der ersten Chemo hatte ich noch genauso viele Haare auf dem Kopf, nicht mal in der

Bürste waren mehr hängen geblieben. Ich dachte schon: „Prima! Vielleicht bleiben sie ja bei mir ausnahmsweise dort, wo sie hingehören?!" Gerade als ich anfing, mir zu überlegen, ob denn dann vielleicht auch die gesamte Chemo nicht wirke, gingen sie aus. Jeden Tag ein paar mehr. Haare in meiner Bürste, Haare auf meinem Pulli, Haare auf dem Fußboden. An der Tatsache, dass weder meine Mutter noch meine Schwester irgendetwas zu den herumfliegenden Haaren sagten, sondern sie einfach Tag für Tag wortlos wegsaugten, merkte ich erst, dass etwas nicht stimmte.

So geht es mir neuerdings oft: Dass etwas nicht stimmt, merke ich an dem, was andere Leute nicht mehr tun. Keiner ist mehr schlecht gelaunt in meiner Nähe, niemand gereizt, keiner erzählt mir von seinen Sorgen, und keiner schnauzt mich an. Egal, wie sehr ich sie reize. Sie sind alle ausnehmend freundlich, von einer Engelsgeduld und voll Verständnis. Dabei würde ich mich so gerne mal mit jemandem streiten. Irgendjemandem meine Wut ins Gesicht brüllen und merken: Oh! Der brüllt ja zurück! Stattdessen: Samthandschuhe allerorten. Daran, dass mich mal wieder jemand richtig anschnauzt, werde ich merken, dass ich wieder gesund bin.

Zwischen Weihnachten und Neujahr habe ich mir dann die Haare abschneiden lassen. Der Dorf-Coiffeur verpasste mir das, was Frauenzeitschriften einen „pfiffigen Kurzhaarschnitt" nennen.

Nun stehe ich also vor dem Spiegel und warte auf den Freund. Der „pfiffige Kurzhaarschnitt" ist inzwischen ein sehr lichter Kurzhaarschnitt geworden. Mittlerweile habe ich eine Frisur wie Elke Heidenreich. Ganz viele dünne Haare, ganz wenig Frisur und immer mehr kleine Lücken auf meinem Schädel.

So geht es nicht mehr. Fest gucke ich mir ins Gesicht: Dann lieber kahl. Vielleicht ist das ja auch ein bisschen cool?

Der Freund gibt mir zur Begrüßung einen Kuss. Wir gehen ins Bad. „Einmal Sinéad O'Connor, bitte", sage ich und versuche zu grinsen. Er knipst den Rasierer an. Ich beuge mich über die Wanne, er legt los. Blonde Strähnen fallen auf den Wannenboden. Erst die linke Seite. „Halt!", rufe ich. Ich will in den Spiegel gucken. Scheiße! Sieht das Kacke aus. Mir steigen Tränen in die Augen. „Moment!", sagt der Freund. „Ich mache dir einen Irokesenschnitt!" Irokesenschnitt sieht auch kacke aus. Ich heule. Der Freund rasiert. „Ist das schlimm für dich?", frage ich ihn. „Nein", antwortet er. Wie? Jetzt weiß ich nicht, was ich schlimmer finden soll: die fallenden Haare oder den vermeintlich herzlosen Freund. Ich entscheide mich für die Haare. Vermutlich lügt der Freund. Ratzeputz sägt er alles ab. Als ich wieder in den Spiegel gucke, sind die Haare weg. Stattdessen habe ich Stoppeln aufm Kopf. Ich fühle mich nackt. Der Freund findet es cool. Ich heule. Der Freund nimmt mich in den Arm. „Ich finde dich schön", flüstert er mir ins Ohr. Ich heule noch etwas, dann finde ich es auch ein bisschen cool.

Am nächsten Morgen zögere ich einen Moment, bevor ich in den Spiegel gucke. Beim Zähneputzen braucht man ja eigentlich nicht in den Spiegel zu sehen. Irgendwann gucke ich doch. Wow! Ich verschlucke mich an der Zahnpasta. Cool! Das ist mal krass. Unfassbar! Es sieht wirklich gut aus! Ich male mir knallrote Lippen. Schminke meine Augen – und fühle mich stark. Gestern verwundbar, heute stark.

Noch habe ich ja meine Stoppeln, noch bin ich mehr cool als kahl. Wie wichtig ist das Äußere? Ich stelle mir vor, dass mein Kopf über und über mit Blüten bemalt wäre und überlege mir, dass ich mir am liebsten ein Tattoo auf den Kopf malen ließe. Kein echtes, aber ein indisches Henna-Tattoo. Das fände ich sehr großartig. Das ist nach ein paar Wochen wieder weg und bis dahin obercool! Statt zu jammern und den kahlen Kopp unter einer Perücke zu verstecken, prangen ein paar Blumen darauf. „Da schaut her! So geht das!" Das gefällt mir! Im Internet finde ich ein paar tolle Motive und Bilder von hennabemalten Köppen. Staunend surfe ich durchs Web. Mal gucken, ob ich da irgendwie eine hennamalende Mama auftreiben kann, die mir den Schädel voll Blumenranken malt. Das fände ich sehr, sehr lässig. Leider bleibt diese Idee unverwirklicht, ich finde niemanden, der mir den Kopf verschönert. Selbst kann ich es ja schlecht machen. Schade.

Jetzt binde ich mir erst mal ein Kopftuch um und stelle fest: Es rutscht. Ständig fällt es vom Kopp. Kacke. Ein wunderschönes weiches Seidentuch segelt ein ums andere Mal auf den Boden. Das geht so nicht. In einer Schublade finde ich ein Baumwolltuch. Es ist quadratisch, ich schlage es zu einem Dreieck – lege es auf meinen Kopf, binde es unter meinem Kinn zusammen und muss lachen. So sehe ich aus wie eine Oma. Hinter den Ohren festbinden, geht aber auch nicht. Sieht aus wie eine olle Oma, die in den Garten will. Ich versuche das Tuch längs zu falten und es dann über den Kopf zu legen. Klappt auch nicht. Ein langer Schal wär gut. Hab ich aber nicht. Mist. Doch! Da ist einer. Auch aus Seide! Herrgott, wer hat denn all diese Seidenschals hier angeschleppt? Unfassbar. Einer aus Baumwolle ist tatsächlich nicht dabei. Da muss ich wohl mal nochmal shoppen gehen.

Also doch erst mal die Mütze. Sie ist aus Wolle und kratzt. Warum sacht einem das denn vorher keiner? Jetzt steh ich hier mit 'ner Pläte vom Nacken bis zur Nasenspitze und find nix anzuziehen. Und kalt ist das. So ein Käse. Ich frummel ein kleines Baumwolltuch unter die kratzende Wollmütze. Geht auch nicht. Sieht ganz bescheuert aus.

Fazit 1: Irokesenschnitt sieht kacke aus, Stoppeln sehen cool aus.

Fazit 2: Seidentücher verrutschen, Wollmützen kratzen.

Fazit 3: Bevor die Haare ausfielen, war es das Schlimmste, dass sie ausfallen würden – als sie weg waren, war es mir völlig egal. Vielleicht ist das bei anderen Sachen auch so? Dass die Angst vor etwas schlimmer ist als die Situation selbst?

„Für mich wär das nix!"

Ich stehe inmitten meiner Kollegen und freue mich sehr, sie mal wieder zu sehen. Eben hatte ich einen Kollegen zum Mittagessen getroffen. Er hat mich überredet, noch kurz mit in die Redaktion zu kommen.

Es ist ein großes „Hallo!", „Wie geht es dir?", „Was machst du?", „Ist es schlimm?" Tausend Fragen prasseln auf mich ein. „Hast du noch Haare?" „Alle weg?" „Zeig mal!" Kurzes Innehalten – will ich das wirklich? Kein Problem. Mit einem Handgriff nehme ich mir das Kopftuch ab. „Huch!" „Boah!" „Krass!" Die vier, fünf Kolleginnen und Kollegen, die um mich herum stehen, gucken mich mit großen Augen an. „Verschärft!", sagte eine. „Darf ich mal?" Noch bevor ich weiß, wie mir geschieht, streicht eine Hand über meinen Schädel. Und noch eine. Schnell packe ich den Kopf wieder ein. Immer wieder werden

Menschen in den kommenden Monaten ungebeten auf meinen kahlen Kopf fassen. Komisch. Als ich noch Haare darauf hatte, ist mir das nie passiert. „Ein bisschen wie ein Nacktmulch halt", lache ich.

Jörg schüttelt den Kopf und sieht mir ins Gesicht. Was er dann sagt, zieht mir die Schuhe aus. Eigentlich ist er ein lieber Kerl, und vermutlich will er mir einfach nur etwas Nettes sagen. Etwas wie: „Super, wie du das machst. Ich könnte das nicht." Stattdessen sagt er: „Also, was du da so machst – für mich wär das nix!"

Mein Mund geht auf und zu. Verdattert starre ich ihn an. „Hallo?! Ich habe nicht Tauchen mit Haien gebucht!" Leider fällt mir diese Antwort erst Stunden später ein.

Ich fass es nicht! Als hätte ich die Wahl gehabt! Als sei mir gerade etwas langweilig gewesen und ich hätte mir gedacht: Was mach ich denn jetzt? Hmm … Neuer Job? Och nö. Familie gründen? Später. Ich weiß was: Ich hab mal kurz ein bisschen Krebs!

Noch auf dem Weg nach Hause schnappe ich nach Luft. Es muss etwas passieren. Ich kann mich in den kommenden Monaten unmöglich stunden- oder gar tagelang über gedankenlos dahergesagtes Zeug aufregen und mir unbedachte Äußerungen zu Herzen nehmen. Die Hoffnung, dass mir die passende Antwort künftig immer sofort einfällt, kann ich wohl auch vergessen. „Schlagfertigkeit ist das, was einem vierundzwanzig Stunden später einfällt", hat Mark Twain angeblich einmal gesagt.

Völlig wurscht, ob mich ein Kollege, eine Perückenverkäuferin, eine Apothekerin oder wer auch immer als Nächstes mit Schnappatmung schachmatt setzt – ich brauche eine Strategie, um mir das Gesagte nicht so zu Herzen zu nehmen.

Ich brauche meine Kraft zum Gesundwerden. Sich aufregen ist nicht gesund. Und schließlich wollen sie mir alle – davon bin ich absolut überzeugt – gar nichts Böses.

Am besten wäre es, wenn es mir gelänge, darüber zu lachen. Noch besser, wenn ich mich über den nächsten blöden Spruch sogar freuen könnte. Nach dem Motto. „Der war gut, wann kommt der nächste? Und ist der genauso gut wie der vorherige?"

Aber wie soll ich das anstellen?

Vielleicht sammle ich die Sprüche erst einmal. Dann sortiere ich sie und bringe sie in eine Rangfolge. Den besten nach oben. Eine Hitliste! Ich mache eine Hitliste! Ich mache mir die „Hitliste der dümmsten Sprüche"! Dann kann ich jedes Mal, statt mich aufzuregen, wenn ich wieder über einen Spruch stolpere, denken: „Oh! Der ist gut! Ist der so gut wie Platz Eins? Nein. Aber besser als der Spruch auf Platz drei? Hm. Oder ist er doch nur eine vier?" Das gefällt mir! Irgendwie bergen solche Äußerungen ja auch eine gewisse Komik. „Für mich wär das nix!" Ich schüttele den Kopf und muss lachen. Eigentlich großartig!

Dieser Spruch bleibt fortan meine unangefochtene Nummer eins.

Ein bisschen wie schwanger

Frederike ruft an. „Was machst du?"

„Ich koche Brei."

„Brei? Für wen?"

„Für mich."

„Wieso?"

„Weil ich Hunger habe."

„Du hast Hunger auf Brei? Babybrei?"

„Na so Hirsebrei halt. Ist lecker, musst du mal probieren."

„Nee, danke. Warum isst du das?"

„Weil ich Hühnerfrikassee und Kartoffelpüree nicht mehr sehen kann."

„Wieso kochst du dir nichts anders?"

„Weil es gut rutscht."

„Weil es gut rutscht?"

„Schlucken ist irgendwie schlecht. Manchmal hab ich auch Heißhunger auf irgendwas Komisches. Was ich sonst nie esse. Letztens auf Spinattaschen, so Börek, weißte ... ich dachte, wenn ich die nicht sofort esse, sterbe ich."

„Ist dir auch schlecht?"

„Nee, nicht so. Das ist ein bisschen so, wie wenn man seekrank ist. Oder auf einem Schiff und sich die ganze Zeit fragt, bin ich jetzt eigentlich seekrank oder bin ich es nicht? Da wird einem ja auch so ein bisschen schlecht. Und das ist eigentlich alles."

„Hat da jeder einen Eimer aufm Schoss, in den er reinkotzt?"

„Bah! Nein!"

„Und wenn man kotzen muss?"

„Muss man ja gar nicht. So richtig kotzschlecht ist mir noch gar nicht geworden. Gibt auch Tabletten dagegen. Aber letztens ist eine umgekippt plötzlich. Käsebleich ist die geworden, zusammengesackt und dann einfach vom Sessel gerutscht."

„Krass."

„Wenn man da so sitzt, also bei der Chemo, und mit den anderen Frauen redet, merke ich immer, dass ich das gar nicht hören will, was die für Nebenwirkungen haben. Aber manche sind auch lustig."

„Die Frauen?"

„Die Nebenwirkungen. Eine Frau hat erzählt, dass sie inzwischen eine Nase wie ein Hund hat und ihr Freund sich immer darüber kaputtlacht, weil für sie alles ganz, ganz doll riecht."

„Riechst du auch wie ein Hund?"

„Ein bisschen, ja. Letztens hat die kleine Nichte vom Freund ihre Jacke hier vergessen. Boah, und die stinkt, die Jacke!"

„Die stinkt?"

„Total nach Weichspüler. Oder Waschmittel oder was weiß ich was. Mir wird total schlecht davon."

„Witzig, weil das hat mir nämlich eine Freundin erzählt, dass sie das ganz extrem bei der Schwangerschaft hatte."

„Ja, das ist wohl auch so ein typisches Schwangerschaftsding. Ganz viele Sachen sind hier wie in einer Schwangerschaft. Diesen Heißhunger auf irgendwelche Sachen oder sich dann irgendwas zu Essen machen und das nicht mehr essen können oder immer das gepackte Köfferchen im Schrank für den Fall, dass irgendwas ist."

„Das ist ja auch heftig."

„Alles so ein bisschen wie Schwangersein."

„Verrückt."

„Total verrückt."

Ein Bonnet muss her

Ich bin in der Stadt. Schlendere durch einen Laden. Ich betrachte die Pullover, die vor mir auf der Auslage liegen, mein Blick bleibt an einer Frau hängen. Eine Muslima mit Kinderwagen und Kopftuch. Wunderschön. Vor allem ihr Kopftuch ist wunderschön. Kunstvoll ist es um ihren Kopf geschlungen

– und sieht dabei doch ganz fest fixiert und stabil aus. Nicht so ein wackeliges Knotengewirr, wie ich es bisher auf meinen Kopf gebastelt habe. Wie hat sie das gemacht? Aus der Entfernung kann ich die Windungen des Tuches nur schwer nachvollziehen. Sie lächelt mich an, dreht sich um. So viele Menschen auf der Welt tragen Kopftücher und Turban – warum nicht jemanden fragen, der sich damit auskennt? „Entschuldigung?" Ich lächle sie verlegen an: „Ich …" Was mache ich hier eigentlich? „Ich … äh … darf ich … äh … Würden Sie …" Ist das nicht vielleicht doch ein bisschen daneben? Ob sie mich überhaupt versteht? Also, wenn ich so rumstottere, sicher nicht. Ich fasse mir ein Herz: „Entschuldigung, darf ich Ihnen mal eine Frage stellen?" Sie lächelt: „Natürlich. Worum geht's denn?", fragt sie freundlich. Wow! Und da glaubt man, man sei frei von Vorurteilen … „Es klingt vielleicht etwas eigenartig – ich möchte Ihnen auch keinesfalls zu nahe treten – aber würden Sie mir vielleicht verraten, wie Sie Ihr Kopftuch so toll gebunden haben? Das sieht einfach super aus!" Sie lächelt. „Och, das ist ganz einfach. Sie nehmen einfach das eine Ende, halten es so – und drehen dann … – ach, wissen Sie was, kommen Sie mal mit." Sie weist mit dem Kopf in Richtung Umkleidekabine und geht voran. Ich laufe verdattert hinter ihr her. Sie stellt ihren Kinderwagen vor die Kabine, schlüpft hinein und hält den Vorhang auf. Ich stehe immer noch verdattert da. Sie zieht mich am Arm zu sich in die Kabine und beginnt, ihr Kopftuch zu lösen. Wow! denke ich, die ist ja cool! Und mache mich auf eine wallende Mähne dunkler, weicher Locken gefasst, die da gleich wunderschön auf ihre Schultern fallen werden. Doch da fällt nichts. Als sie das Tuch von ihrem Kopf hebt, sehe ich: Ein fingerlanges dürres Zöpfchen. Und sehr viele kahle Stellen. Huch! Ich gucke verdutzt. „Nach der Geburt sind mir die Haare ausgefallen", sagt sie und zuckt mit den Schultern. „Oh!" Pause. „Ich … äh, – ich mache gerade eine Chemotherapie, mir sind sie alle weg." Vorsichtig nehme ich die Mütze ab und zeige ihr meinen kahlen Schädel. „Bei mir halten die Tücher einfach überhaupt nicht." Wir lächeln uns an. Inniger Moment mit einer völlig fremden Frau.

Sie hält ihr Kopftuch hoch. „Wichtig ist, dass das Tuch aus Baumwolle ist. Und dass es ein langer Schal ist. Das ist viel einfacher als mit quadratischen Tüchern." Ich denke etwas wehmütig an all die wunderschönen quadratischen Tücher, die ich mir in der letzten Zeit gekauft habe. Die waren dann wohl allesamt eine Fehlinvestition. „Also, am besten binden Sie es so … so … und so …" Mit drei geübten Handgriffen sitzt das Tuch wieder ebenso perfekt und elegant auf ihrem Kopf wie zuvor. Allerdings nutzt sie ihr Zöpfchen als Fixpunkt, um das sie den Knoten schlingt. Das geht ja dann bei mir wohl nicht. Schade. Sie guckt mich an. „Machen Sie es doch einfach so." Sie legt mir ihr Kopftuch mittig auf den Kopf, so dass die Stirn halb bedeckt ist. Die beiden hinunterhängenden Enden packt sie wie zwei Zöpfe mit den Händen, schlingt sie einmal umeinander, führt sie dann nach vorne, wickelt sie vor der Stirn nochmal umeinander und bindet sie dann am Hinterkopf zusammen. Fertig. Wow! Ein Turban! Und so einfach! Staunend blicke ich in den Spiegel. Mannomann! „Sie können es auch an der Seite knoten oder die Enden über die Schulter fallen lassen, oder hinten. Sieht immer anders aus. Und immer schön. Probieren Sie einfach ein bisschen rum." Nun soll ich es selbst noch einmal üben – es ist wirklich kinderleicht. „Gehen Sie doch mal in einen der indischen Läden im Bahnhofsviertel. Da gibt es wunderschöne Schals", gibt sie mir mit auf den Weg.

Am nächsten Tag latsche ich durchs Bahnhofsviertel und stöbere durch die Läden. Fühlt sich ein bisschen so an wie im Urlaub. Wie schade, dass man so etwas im Alltagstrubel nicht einfach mal macht. Zwischen Arbeitshektik und Freizeitstress. Eintauchen in eine fremde Welt – wie Urlaub in der eigenen Stadt. In einem türkischen Geschäft frage ich nach einem indischen Laden mit Schals. Die junge Verkäuferin blickt mich verständnislos an. „Wie Schals?" „Na, so Schals halt. So wie bei Ihnen etwa." Ich deute auf ihr Kopftuch. „Ach so", lacht sie. „Das ist kein Schal, das ist ein Bonnet!" „Ein Bon-bitte-was?" „Ein Bonnet. Oder auch Bone oder Bonne. Die tragen wir unter unseren Kopftüchern. Das ist eine Haube, die alle Haare verdeckt. Darauf kommt dann das Kopftuch. Das ist wärmer und vor allem verrutscht das Kopftuch nicht so. Hält einfach alles besser." Ich bin beeindruckt. Was es so alles gibt in meiner Stadt. Sie schickt mich in den Laden nebenan. Und da: ein ganzer Auslagetisch voller Bonnets! Vor mir liegt eine riesige Menge lustiger kleiner Käppchen. Schwarze und weiße, rosa- und türkisfarbene, grüne, blaue, gelbe, rote, braune, mit glitzernden Steinchen und ohne. Staunend stehe ich da und wühle mich durch die verschiedenen Häubchen. Ich bin begeistert. Und das Beste: Ein Bonnet kostet nur 90 Cent das Stück! Da kann ich mir ja zu jedem Schal ein farblich passendes Bonnet kaufen. Toll! An der Wand hängt ein Plakat: Es gibt sogar eine Bonnet-Bestellhotline im Internet. Unfassbar! Nach einer Weile habe ich einige ausgesucht und steuere in Richtung Kasse. Ob man die aufprobieren darf? Wie Mützen? „Na klar." Ich stelle mich vor einen Spiegel. Setze mir in einer Ecke eines der Käppchen auf, binde es unter dem Kinn zusammen und muss lachen. Ein bisschen wie bei den Amish-People in den USA. Wäre es rot, sähe ich jetzt aus wie Rotkäppchen. Die Dame von der Kasse kommt angeflitzt. „Nein, nein", bedeutet sie mir, ich müsse in die Kabine gehen, und schiebt mich hinein. Sie zwängt sich dazu. Das finde ich jetzt nicht so lustig. Ich drücke mich in eine Ecke der Kabine. Sie ist fast doppelt so breit wie die Kabine, stört sich daran aber nicht und quetscht sich weiter zu mir durch die Kabinentür. Dabei pustet sie mir ständig ihren Atem ins Gesicht. Knoblauch, Kaffee und schlechte Zähne. Mir wird übel. Außerdem ist sie offenbar erkältet. Sie will mir zeigen, wie man das Bonnet aufzieht, ich will ihrem Atem und den vermeintlichen Viren, die aus ihm auf mich niederzuregnen drohen, ausweichen. Seit Wochen mache ich um jede Schnupfennase einen großen Bogen, fahre lieber Taxi als U-Bahn, um mich nur ja nicht anzustecken – und jetzt das. Ich stecke in dieser Umkleidekabine, habe ein albernes Käppchen auf dem Kopf und werde von der Verkäuferin fast zerquetscht. Ich will hier nur noch schleunigst weg. Doch der Weg ist versperrt. „Nicht so weit in die Stirn und hinten im Nacken zusammenbinden", erklärt sie mir gerade. Ach so. Vielleicht geht es schneller, wenn ich zu allem „Ja und Amen" sage? Sie kommt mir immer näher. Ich will hier raus! Sie prustet und schnieft ganz schön. Ist das eklig. In der engen Umkleidekabine führen wir ein kleines Tänzchen auf. Sie greift nach meinem Kopf, ich weiche zurück, sie quetscht sich weiter in die Kabine, ich halte die Luft an und drücke mich an die Kabinenwand. Sie drängt weiter in die Kabine, ich bekomme einen roten Kopf und Angst, dass ich ersticke. Sie will mir unbedingt dieses Ding richtig aufziehen, ich will die Flucht. Ihr Knoblauch-Kaffee-Zähne-nicht-geputzt-Atem pustet mir ins Gesicht. Sie hebt die Arme, um an meinem Bonnet herumzuzupfen, und ich nutze meine Chance: Blitzschnell tauche unter ihrem erhobenen Arm durch und fliehe aus der Kabine. Leider hält sie das Bonnet fest – und ich stehe mit kahlem Schädel mitten im Laden. Sie guckt verdutzt, ich grinse schief, schnappe ihr das Bonnet aus der Hand und eile zur Kasse.

Glücklich zockle ich nach Hause, setze mir dort mein Bonnet auf, binde ein Kopftuch drum und finde mich wunderschön.

Abends krame ich ein Paar hängende Ohrringe hervor, schminke mir die Augen, und fertig ist der neue Look. Ein bisschen ungewohnt, aber gut. Mir ist noch immer etwas übel, aber das ignorier ich jetzt mal. Ich bin mit dem Freund verabredet. Und weder diese latente Übelkeit noch die akuten Magen-Darm-Probleme passen mir jetzt in den Kram. Aber das gehört wohl dazu. Und ich will unbedingt mal wieder ausgehen, mit dem Freund ein Bierchen trinken, Leute sehen, lachen und mal an etwas anderes denken. Für eine Cola wird es schon gehen. Ein letzter Blick in den Spiegel. Ich bin ein bisschen käsig im Gesicht, aber das Bonnet sitzt und das Kopftuch auch. Die Ohrringe verdecken die verräterisch nackte Stelle zwischen Ohrläppchen und Nacken, wo üblicherweise ein paar Haare blitzen würden. Ich bin zufrieden. So gehe ich glücklich zum Freund in die Kneipe. Wir treffen uns an der Bar.

Dort sitzen wir, quatschen mit Freunden und Bekannten, und aus der einen Cola werden drei. Irgendwann gehen wir nach Hause. Ich bin happy, dass ich mal wieder weggegangen bin. Wir hocken uns noch ein Weilchen an den Küchentisch, quatschen ein bisschen miteinander und gehen dann schlafen. Ein ganz normaler Abend eben.

Po & Co

Es sagt einem ja vorher keiner konkret, was für Nebenwirkungen so eine Chemo hat. Ich hatte immer nur gehört: „Die Schleimhäute gehen kaputt." Was das genau bedeutet, konnte ich mir nicht vorstellen. Dass man auch Schleimhäute im Darm hat, hatte ich nicht bedacht. Noch weniger hatte ich bedacht, dass es womöglich ziemlich unangenehm wird, wenn sie in ihrer Funktion eingeschränkt sind. Mamma mia! Verstopfung ist gar kein Ausdruck. Tagelange Plagerei. Dass man so was haben kann, das macht ja auch gar keinen Spaß, heiliger Bimbam. Der Arzt verschreibt mir ein Abführmittel und verordnet mir Milchpulver vor der nächsten Chemo. Schon Tage vorher werde ich das in großen Mengen in jede Tasse Tee kippen und esslöffelweise in Quark, Joghurt und Pudding rühren. Schmeckt zwar alles ein bisschen sandig – aber das macht nichts. Hauptsache, es hilft. Die Horror-Verstopfung bleibt ein einmaliges Event. Man kann mit alledem klarkommen, es wär nur etwas einfacher, wenn man vorher genauer wüsste, was einen erwartet, und nicht immer nur so ein nebulöses „Es wird Ihnen nicht gut gehen" hörte. Ich hätte mir gewünscht, mir hätte vorher mal jemand gesagt: Sie werden Verstopfung haben oder Durchfall. Oder beides. Einen wunden Hintern und wunde Mundwinkel. Eine trockene Nase, schnell Nasenbluten bekommen und sehr, sehr trockene Haut. Aber all das musste ich selbst herausfinden.

Außerdem habe ich Halsschmerzen. Der Arzt verschreibt mir Antibiotika. Antibiotika? Muss das sein? Es muss, sagt er. Nur nicht krank werden jetzt. Okay.

Erst nach der vierten Chemo kapiere ich, dass ich gar keine Halsschmerzen habe, weil eine Erkältung droht, sondern weil trockener Hals und defekte, entzündete Schleimhäute sich eben genauso anfühlen und genauso wehtun wie Hals-schmerzen vor einer Erkältung. Eigentlich logisch.

Am Anfang hatte der Arzt bloß gesagt: „Machen Sie sich darauf gefasst: Es wird anstrengend. In jeglichem Wortsinn von ‚anstrengend‘." Er habe noch nie eine Chemotherapie gesehen, die ganz glatt gelaufen ist.

Ich hatte gegrinst: Na, dann solle er sich mal diese angucken, habe ich unerschrocken geprahlt: „Das wird die beste Chemo, die die Welt je gesehen hat!" Und musste dabei über mich selber lachen, dass ich noch immer so große Töne spucken konnte. Der Arzt hatte nur ein schiefes Sie-werden-schon-sehen-Grinsen aufgesetzt und mir aufmunternd auf die Schulter geklopft.

Noch am selben Abend vergeht mir das Lachen. Heulend und wimmernd liege ich zusammengekauert auf dem Bade-zimmerteppich. Meine Hände auf dem Bauch, meine heiße Stirn auf die kalten Fließen gepresst. Was für ein Krampf. Als es mir ganz elend geht, fange ich tatsächlich an zu beten. „Bitte, lieber Gott und liebe Schutzengel, macht, dass das ein Ende hat. Bitte, bitte lasst diese Schmerzen aufhören und dieses verdammte Abführmittel endlich wirken." Irgendwann haben meine Schutzengel und das Abführmittel ein Einsehen, und schwuppdiwupp, prompt geht es mir besser.

Marsmännchen am Bett

Der Freund liegt neben mir und schläft. Mir ist schlecht. Also so richtig schlecht. Ich flitze ins Bad und muss mich übergeben. Also doch. Und ich dachte, ich käme ohne Kotzerei davon. Auch mein Darm möchte sich entleeren. Und zwar blitz-schnell. Ich hänge zwischen Klo und Waschbecken und weiß gar nicht, wo mir zuerst schlecht ist. Oben, unten, vorne, hinten. Es ist so, als wolle mein Körper alles loswerden, was er jemals zu sich genommen hat. Und zwar zeitgleich. Den Hintern über der Schüssel, den Kopf überm Waschbecken – wie gut, dass mein Bad so klein ist. Was ist das ätzend, o mein Gott. Erschöpft liege ich irgendwann auf dem Badezimmerboden. Wie gut, dass der Freund so tief schläft. Den könnt ich jetzt nicht hier gebrauchen, da würd ich mich zu allem Übelsein auch noch schämen. Kotzende Freundin als Traumfrau? Ich weiß ja nicht. Irgendwann wage ich den Rückzug ins Bett. Keine gute Idee. Sobald der Kopf waagrecht liegt, wird mir wieder schlecht. Zurück ins Bad.

Käsebleich hänge ich über dem Waschbecken, blicke in den Spiegel. Ob ich in der Wanne schlafen soll? Da bin ich wenigstens in der Nähe des Klos. Ich hieve mich in die Badewanne. Zu kalt. Mist. Ich krabble wieder raus. Da geht es schon wieder los. Schweißperlen auf der Stirn, mein ganzer Körper zittert. Ich spüle mir den Mund mit Wasser aus. Mein Körper versteht das anscheinend falsch und setzt sich sofort wieder zur Wehr. Hallo? Was ist denn los? Ich trink doch gar nicht! Ich hab schon kapiert, dass dir jetzt nicht danach ist, irgendetwas zu dir zu nehmen. Aber Mundausspülen wird ja wohl noch erlaubt sein, oder? Offenbar nicht. Die Abmahnung ist deutlich.

Ausgelaugt sinke ich irgendwann aufs Sofa. Das geht. Wenn der Oberkörper aufrecht bleibt, geht es. Nur der Kopf darf nicht liegen. Ich gucke auf die Uhr. Es ist irgendwann zwischen drei und vier. Das dauert aber noch ganz schön lange, bis es Morgen wird. Uiuiui. Vielleicht sollte ich morgen früh doch mal zum Arzt, wenn es dann nicht besser ist. Oder am besten direkt ins Krankenhaus. Aber jetzt? Mitten in der Nacht? Ich wart mal noch ein bisschen. Ist mir jetzt eh alles viel zu anstrengend. Ich starre aus dem Fenster. Finstere Nacht da draußen.

Natürlich wusste ich, dass mir bei einer Chemotherapie übel werden würde – aber das überrascht mich in dieser Heftigkeit jetzt doch. Außerdem hatten die Ärzte nur von Übelkeit in den ersten drei Tagen gesprochen. Heute ist Tag elf nach der zweiten Chemo! Man kann sich auch echt auf nichts verlassen. Alles ein Riesenbeschiss!, schimpfe ich vor mich hin, während ich schon wieder aufs Klo haste. Den Rest der Nacht verbringe ich auf dem Sofa. Wärme mich mit einer Wärmflasche, stelle mich, dick angezogen und mit Mütze, an die offene Balkontür, versuche, frische Luft zu atmen. Mir ist die ganze Zeit kodderig. Es ist fürchterlich. Der Freund kriegt zum Glück von all dem nichts mit und schläft. Das hätte mich noch viel mehr platt gemacht, wenn auch er nicht hätte schlafen können.

Am nächsten Morgen, als es irgendwann endlich hell wird, erwacht der Freund und ist erschüttert, als er von meinen nächtlichen Qualen hört. „Warum hast du mich denn nicht geweckt?"

Ja, warum eigentlich nicht? „Ich dachte, es geht vorbei. Und was hättest du denn tun wollen?"

„Ich hätte dir den Kopf gehalten", antwortet er im Brustton der Überzeugung.

„Du hättest mir den Kopf gehalten?"

„Klar!"

Wie gut, dass ich ihn nicht geweckt habe! Übergeben möchte ich mich doch lieber allein.

Ich stelle fest, dass ich Fieber habe. Ich bestelle ein Taxi und fahre ins Krankenhaus. Der Freund fährt zur Arbeit. Im Krankenhaus werde ich sofort an den Tropf angeschlossen. Ich schlafe fast auf dem Stuhl ein. Als ich eine der Krankenschwestern, die ich von der Chemo kenne, zu einer Ärztin sagen höre: „Der Frau Funke hier, der geht es wirklich sehr schlecht", denke ich: Stimmt, jetzt geht es mir aber wirklich sehr schlecht.

Später wird sich herausstellen, dass ich mir irgendeinen Infekt eingefangen habe und meine Leukozyten, die weißen Blutkörperchen, die für die Abwehr zuständig sind, zu niedrig waren. Nach der Infusion geht es mir etwas besser. Ich sitze herum und soll warten. Worauf, weiß ich nicht genau. Erst auf Dr. Reza, die Ärztin, dann auf den Freund, der mich abholen will. Sie kommen beide gleichzeitig. Ich ziehe meine Jacke an und soll nochmal kurz bei der Ärztin vorbeischauen. Sie will mich dem Freund mit nach Hause geben. Ich verstehe nicht ganz, warum ich wieder nach Hause soll, immerhin geht es mir immer noch nicht sonderlich gut.

„Sind Sie sicher?", frage ich.

„Ja, klar, Sie haben ja kein Fieber. Solange Sie kein Fieber haben, können Sie zu Hause bleiben", sagt die Ärztin.

„Aber …"

„Aber sobald Sie Fieber bekommen, kommen Sie wieder. Und zwar sofort. Und Fieber ist in Ihrem Fall nicht 39, sondern alles über 37,5 Grad, okay? Dann kommen Sie sofort wieder."

Ich schaue sie verständnislos an. „Aber ich habe doch Fieber."

„Wie bitte?" Sie schaut mich irritiert an.

„Ja, ich hab Fieber. Jedenfalls hatte ich eben noch welches."

„Bitte was?" Jetzt kreischt sie fast. „Wurde das hier gemessen? Wer hat denn das gemessen? Warum steht das denn hier nirgends?" Auf einmal ist große Aufregung.

Hektisch blättert sie in den Unterlagen auf ihrem Tisch. Die Ärztin rennt hin und her, herrscht die Krankenschwester an, sucht meine Patientenakte, herrscht wieder die Schwester an, die soll nochmal Fieber messen. 38,3 Grad. Die Ärztin staunt, die Schwester staunt, ich bin zu schlapp zum Staunen.

„Na, dann bleiben Sie jetzt hier."

Na klasse. „Ich würd gern wenigstens ein paar Sachen holen, dann kann ich ja wiederkommen."

„Nein", sagt die Ärztin.

Jetzt staune ich auch. Eben wollte sie mich gesund nach Hause schicken, jetzt darf ich nicht mal kurz heim, um meine Zahnbürste zu holen?

„Sie bleiben hier. Wenn Sie Fieber haben, bleiben Sie hier. Sie müssen jetzt hier isoliert werden."

Isoliert? Wieso das denn?

Die Ärztin hängt schon am Telefon. Seit sie weiß, dass ich Fieber habe, ist sie sehr aufgeregt. Komisch. Eigentlich war sie doch bisher immer sehr ruhig und besonnen. Offenbar telefoniert sie gerade mit der Station und fragt nach einem freien Zimmer. „Ja, ja", sagt sie mehrmals ungeduldig. Und dann brüllt sie plötzlich in den Hörer: „Es ist mir total egal, wie sie versichert ist! Ich brauche jetzt auf der Stelle ein Einzelzimmer für diese Patientin. Sie bekommt ein Einzelzimmer! JETZT! Das ist eine medizinische Notwendigkeit!" Dann knallt sie den Hörer auf.

Offenbar meint sie es ernst.

Der Freund bringt mich bis zur Zimmertür. Abschiedskuss ist nicht. Er fährt heim und holt die Tasche, die seit einigen Tagen in meinem Schrank steht. Für Notfälle. Jetzt bin ich also ein Notfall.

Der Notfall liegt im Bett und starrt an die Zimmerwand. Wie in einem fiesen Film hier alles. Isolierzimmer. Ist ja nicht so toll. Ich denke an einen Viren-Horrorfilm. Allerdings ist das Zimmer ein ganz normales, und hier drinnen sieht es nicht aus wie in einem Horrorfilm, sondern wie in jedem anderen Zimmer dieses Krankenhauses auch. An der Tür hängt allerdings ein Zettel: „Betreten Sie dieses Zimmer nur nach Absprache mit dem Personal." Huhu …, da fragt man sich ja sonst immer, was hinter so Zimmertüren wohl los ist. Jetzt weiß ich es. Ich bin hier los. Beziehungsweise nicht viel ist hier los. Ich löse den Blick von der Zimmerwand und starre aus dem Fenster. Wieder zurück zur Zimmerwand. Wieder aus dem Fenster.

Von Freitag bis Dienstag. Mindestens.

Ich habe striktes Besuchsverbot. Ab und zu kommt eine Krankenschwester herein und schaut nach, wie es mir geht. Am Wechsel der Schwestern erkenne ich den Wechsel der Schichten. Frühdienst, Spätdienst, Nachtdienst, der Tag vergeht langsam.

Ich liege die ganze Zeit im Bett und drömel vor mich hin. Für alles andere bin ich eh zu schwach. Es ist gar nicht so schlecht, weil ich mich hier gut aufgehoben fühle. Ich beschließe, dass ich in der kommenden Zeit, während der nächsten Chemos und den Wochen danach, nicht wegfahren werde. Ich werde schön die Füße still halten und die ganze Zeit hier in der Stadt bleiben, schön in der Nähe des Krankenhauses. Wenn irgendwas ist, will ich nämlich nicht plötzlich sonst wo ins Krankenhaus müssen, sondern innerhalb von zehn Minuten hier sein können. Wo sie mich kennen.

Wann immer ich in den kommenden fünf Tagen Besuch bekomme, sind es Marsmännchen. Grüner Kittel, grüner Mundschutz, grüne Handschuhe. Eines Abends schiebt mir die Krankenschwester ein Tablett mit dem Abendbrot zu. Alles eingepackt.

„Ich hab Ihnen mal den Apfel weggenommen", grinst sie. „Da könnten Keime drauf sein."

Puhh … dabei hab ich so Lust auf ein paar Vitamine. Etwas Frisches, ein bisschen Obst. Ich wühle in der Tasche, die der Freund mir gebracht hat. Da! Da sind doch zwei Babygläser mit Fruchtmus drin. Keine Ahnung, von wem dieser Tipp kam – in jedem Fall: großartig! Genüsslich löffle ich das quietsch-orangefarbene Mango-Pfirsich-Mus in mich hinein. Lecker! Süß und fruchtig. Ein Traum! Herz, was willst du mehr!, grinse ich und schnappe mir die Fernbedienung. Im Fernsehen läuft gerade „Deutschland sucht den Superstar". Halb fasziniert, halb entsetzt schaue ich zu und frage mich, bei welcher Casting-Show ich eigentlich zu laut „Hier!" gebrüllt habe, um diesen Horrortrip hier zu gewinnen.

Wieder ist es Abend, wieder kommt die Krankenschwester und bringt das Abendbrot. Diesmal nicht als grünes Marsmännchen. Ich frage, ob die Zeit der Quarantäne vorbei ist. Sie ist pikiert, offenbar habe ich sie bei einem Fehler erwischt. Wenn sie mir die Sachen nur hinstellt, müsste sie sich nicht verkleiden, sagt sie. „Aha!" Ich glaube ihr kein Wort. Beim nächsten Mal trägt sie zumindest wieder einen Mundschutz. Selbst das Putzpersonal hält sich aufmerksam an die Marsmännchen-Kleiderordnung. Trotzdem fische ich ein Desinfektionsspray aus meiner Tasche und desinfiziere das Bad noch einmal selbst. Sicher ist sicher.

Mann, bin ich spießig geworden!

So vergeht ein Tag nach dem anderen. Neben meinem Bett steht ein Infusionsständer. Irgendeine Flüssigkeit läuft durch meine Venen. Manchmal stelle ich mir vor, es sei ein halbes Hähnchen oder ein Stück Himbeertorte. Dabei ist das natürlich Quatsch, weil ich gar nicht künstlich ernährt werden muss. Meist schlafe ich.

Wenn ich einen Tee haben möchte, muss ich nach der Klingel greifen, dann kommt eine grüne Marsmännchenschwester. Verlassen darf ich das Zimmer nicht, zu gefährlich. Zu viele Viren und Keime schwirren da draußen herum und könnten mich niederstrecken. „Und keine Pickel ausquetschen!", hatte mir eine Krankenschwester eingeschärft. Dabei könnten ebenfalls Keime in den Körper gelangen. „Und jeder zusätzliche Keim könnte Sie töten." Tot durch Pickel drücken? Geht's noch? Das macht sich ja auch nicht so gut in der Trauerrede. Etwas eingeschüchtert liege ich im Bett. Ob ich wohl überhaupt die Fernbedienung benutzen darf? Oder ist die womöglich auch verseucht? Ich kann ja ein Taschentuch draufegen. Mamma mia. Was für ein Film. Ziemlich clever wäre es ja gewesen, wenn ich ein Buch in meine Tasche gepackt hätte. Habe ich aber vergessen.

Sonntagmorgen kommt Frau Doktor Seidel. Sie hatte mir damals bei der Voruntersuchung erklärt, es sei alles in Ordnung. Nun hat sie offenbar Sonntagsdienst. Sie kommt ohne Marsmännchenkittel und all dem anderen Kram. Allerdings mit einem ziemlich fetten Schnupfen. Ich bin so verdutzt, als sie sich schniefend und prustend ohne Mundschutz und andere Schutzbekleidung über mich beugt und sich an dem Port zu schaffen macht, dass ich sogar vergesse, sie zu fragen, ob die Marsmännchen-Zeit aufgehoben und die Schutzbekleidung überflüssig ist. Die Krankenschwestern kommen allerdings in den nächsten Tagen weiterhin in voller Montur. Offenbar sind Ärzteviren für mich nicht so gefährlich wie die Viren anderer Menschen.

Es ist Montag, und ich habe einen schlechten Tag. Ich bin unglücklich und traurig. Was ist eigentlich, wenn ich das alles nicht schaffe? Wenn ich das hier alles nicht wieder auf die Reihe kriege? Wenn Zuversicht und Wille nicht helfen und ich das trotz allem nicht schaffe? Ich muss ordentlich viel heulen. Irgendwann kommt eine Krankenschwester und findet mich in Tränen aufgelöst. Sie setzt sich auf das Fußende meines Bettes und erzählt mir, dass im Zimmer nebenan eine Mutter mit ihrem frischgeborenen Baby liege. „Ich will auch lieber im Zimmer nebenan liegen", sage ich. „Nein, das wollen Sie nicht", sagt die Krankenschwester. „Die Frau dort hat Herzprobleme und liegt unterm Sauerstoffzelt, und außerdem hat sie ganz hässliche Dehnungsstreifen von der Schwangerschaft. Und den Kerl von der Frau, den wollen Sie auch auf gar keinen Fall! Da bin ich mir sicher! Da geht es Ihnen hier wirklich viel, viel besser, glauben Sie mir!" Sie schnappt sich den Infusionsständer, und bevor sie eine neue Infusionsflasche hineinhängt, malt sie eine Sonne darauf. Mit Gesicht. Meine Infusionsflasche lächelt mich an.

Dienstagmorgen. Ich liege wieder heulend im Bett, als die Tür aufgeht. Diesmal ist es der Professor. „Na, na, was ist denn hier los?" Sein Schnauzbart wippt bekümmert. Ich wische mir die Tränen weg. „Sind Sie eigentlich immer noch ganz sicher, dass ich wieder ganz gesund werde?" Schniefend schaue ich ihn an. „Absolut!", lautet die Antwort.

Schön, dass wenigstens er sich da sicher ist, ich bin es im Moment nicht.

Ich bekomme zwei Spritzen, die das Rückenmark anregen, neue Leukozyten zu produzieren. Davon kriegt man Rückenschmerzen, heißt es. Die Leukozyten werden im Rückenmark, im unteren Rücken und in den Beckenschaufeln produziert ... Beckenschaufeln? Ich muss grinsen. Beckenschaufeln klingt wie Elchschaufeln – und dass ich so etwas Monströses in meinem schmalen Körper haben soll, finde ich dann doch ein bisschen lustig. Beckenschaufeln. Tss ...

Ich schlafe ein bisschen. Als ich wieder wach werde, scheint die Sonne in mein Zimmer. Leider steht das Bett im Schatten. Es ist ein großes Krankenhausbett, was nicht nur sehr viel bequemer, sondern auch sehr viel schwerer ist als mein eigenes Bett zu Hause – aber wozu hat es Rollen? Ich drehe es so, dass es mittig vor dem Fenster steht und die Sonne direkt darauf scheint. Dann mache ich das Fenster weit auf und lege mich wieder ins Bett. Ein bisschen kalt. Ich krabble wieder aus dem Bett, lege mir meinen dicken Wollpulli auf den Bauch über die Decke, ziehe einen Schal an und mummle mich tief in die Kissen. Ich stelle mir vor, ich liege an der Nordsee in einem Strandkorb, und mir scheint die Sonne ins Gesicht.

Irgendwann öffnet eine Krankenschwester die Tür. „Oh, ein Platz an der Sonne!", sagt sie und macht die Tür wieder zu.

Dann schlafe ich. Bis zum Mittagessen. Und vom Mittagessen bis zum Abendessen. Und die ganze Nacht hindurch. Schlafen ist toll. Am nächsten Tag geht es mir viel besser, und ich kann wieder nach Hause.

Ich sitze in meiner Küche. Vor mir steht eine Tasse heißer Tee. Es ist Montag. Der Dienstag ist noch über, dann ist am Mittwoch schon die dritte Chemo. Ich gucke auf die Uhr und zähle die Stunden. Ticktack, ticktack, die Zeit läuft. Schnell noch genießen, dass es mir gut geht. Schnell! Genießen, genießen, genießen! Los, jetzt!

„Ich bin doch nicht behindert"

„Und, wie?"

Frederike!

„Chemo Nummer drei habe ich intus."

„War das heute schon die dritte?"

„Jip."

„Krass! Dann ist schon die Hälfte rum!"

„Nee: Dann ist erst die Hälfte rum."

„Auch wahr. War schlimm?"

„Ich muss mich echt zwingen, hinzugehen."

„Glaub ich."

„Ist halt auch total langweilig, fünf Stunden dazusitzen, darauf zu warten, dass es einem schlechter geht."

„Sitzt du denn die ganze Zeit da rum?"

„Ja, was willste sonst machen? Hast ja 'nen Tropf am Hals."

„Stimmt. Blöd."

„Jule hat mich besucht."

„Echt? Toll."

„Ja, die Psychoonkologin war auch wieder da. Und hat geguckt, wie es geht."

„Schön."

„Und dann kam noch irgendeine Dame vom Sozialdienst."

„Ist ja ein Betrieb wie auf'm Rummel!"

„Die will mir irgendwie einen Behindertenausweis aufquatschen."

„Behindertenausweis?"

„Da habe ich ja überhaupt kein Bock drauf."

„Echt? Krass!"

„Ich bin doch nicht behindert!"

„Nee, biste nicht."

„Allerdings sind die Vorteile schon verlockend: Fünf Tage mehr Urlaub, irgendwelche Vorteile bei der Steuer und besserer Kündigungsschutz."

„Und immer einen freien Platz im Zug."

„Stimmt."

„Und überall 'nen Parkplatz vor der Tür – ist doch geil! Würd ich sofort nehmen!"

„Nee, Parkplatz is nich … dafür muss man mehr behindert sein."

„Wie?"

„Na, mit nicht gehen können und so."

„Gehen kannste ja."

„Ist auch irgendwie nur fünfzig Prozent. Und befristet. Für ein paar Jahre nur."

„Also bisse sowieso nur halb behindert."

„Mann ey!"

„Sorry."

„Alle sagen, ich soll es machen. Ich will aber irgendwie nicht so gerne."

„Wieso?"

„Weil … – ich will ja nicht behindert sein! Ich will mich lieber gesund fühlen. Nicht behindert. Sonst hab ich ja immer im Kopf: ‚Oh, oh, ich bin behindert.'"

„Klar."

„Na ja. Muss ich mir erst noch mal überlegen."

„Bestimmt kann man den auch wieder zurückgeben."

„Hä, wie?"

„Wenn man sagt, man ist jetzt doch nicht mehr behindert."

Irgendwie blöd

Meine schlechte Laune und ich gucken aus dem Fenster.

Mich juckt es schon wieder. Die Haut ist trocken. Draußen ist es weiß verschneit. Immer dieser Schnee. Ich will das alles nicht mehr, und mich kann ich auch selbst grad gar nicht leiden, und am wenigsten kann ich das hier alles leiden.

Die gegenüberliegende Hauswand ist mit Efeu überwuchert. Mittendrin, in einem dicken Efeunest, sitzt eine Taube und brütet. Ganz aufgeplustert sitzt sie da und brütet vor sich hin, brüt, brüt. So richtig gemütlich scheint die das aber auch nicht zu finden, da den ganzen Tag rumzusitzen – die bewegt sich so komisch. Ich glaub, die fühlt sich auch nicht wohl.

Taube sein ist irgendwie ja auch blöd.

„Wo denn?"

Ich sitze im Taxi und fahre zum Arzt. Als wir dort ankommen, bitte ich den Taxifahrer um eine Quittung über eine Krankenfahrt. Guckt der mich an und sagt: „Sie sind krank?"

Ganz schön unverschämt! Ich sehe das jetzt positiv und denke mir, ist ja gut, wenn ich nicht so krank aussehe. Also grinse ich ihn an und sage: „Ja, ich bin krank. Aber es ist ja gut, wenn Sie das nicht sehen."

„Was haben Sie denn?"

„Ich mache gerade eine Chemotherapie."

Er guckt mich an, guckt zur Seite, guckt wieder mich an und sagt: „Chemotherapie macht man doch, wenn man Krebs hat."

„Ja."

Sein Gesicht ist ein Fragezeichen. „Sie haben Krebs?"

Geht's noch? „Ja. Ich habe Krebs", sage ich. Er guckt mich an: „Wo denn?"

Bitte? Statt türschlagend das Taxi zu verlassen, bin ich so verdattert, dass ich tatsächlich „Brustkrebs" sage und geduldig auf die Quittung warte. Draußen atme ich erst mal tief durch. Wieder ein Satz für die Hitliste.

Kamele auf dem Balkon

Das Telefon klingelt. Frederike!

„Was machste?"

„Rumsitzen. Krebs haben."

„Klingt toll."

„Is scheiße."

„Schlimm grad?"

„Es kotzt mich alles so dermaßen an."

„Hmm."

„Erst die Hälfte ist rum, und es dauert noch alles so lange und ich habe einfach keinen Bock mehr."

„Is ja auch echt alles scheiße."

„Ich bin es so leid. Alles Dreck."

„Ja, echt Dreck."

„Ich fühl mich unwohl in meiner Haut und kann mich selbst nicht leiden und habe auch keine Lust mehr, mir diesen ganzen Scheiß hier noch so lange einzupfeifen. Jawoll! So ist es."

„Fluchen hilft?"

„Nee."

„Scheiße."

„Ja, scheiße."

…

„Und sonst?"

„Gestern hab ich eine sündhaft teure Spritze bekommen."

„Was? Echt? Wieso?"

„Damit ich neue Leukozyten mache. 1700 Euro kostet das Ding."

„Eine Spritze?"

„1700 Euro."

„Wie oft kriegst du die?"

„Fünfmal."

„Das ist ja ein Vermögen! Was man damit alles machen könnte – halbe Weltreise!"

„Ja, weit weg von hier wär gut. Hinterm Bahnhof würde ich vermutlich sogar das Doppelte dafür kriegen, hat die Krankenschwester gesagt."

„Krass! Dann reicht es für 'ne ganze Weltreise! Was ist denn das für ein Zeug?"

„Doping von der allerfeinsten Sorte!, hat die Schwester gesagt."

„Und warum kriegst du Doping? Trainierst du heimlich für die Tour de France?"

„Soll verhindern, dass die Leukozyten wieder abrutschen und ich nochmal in Einzelhaft ins Krankenhaus muss."

„Quarantäne?"

„Ja."

„Na, da kannste ja echt drauf verzichten."

„Braucht kein Mensch. Aber ich musste ja auch unbedingt mit der Bonnet-verkaufenden Knoblauchtante in der Kabine kuscheln."

„Hm."

„Seitdem mache ich um alle Virenträger einen großen Bogen. Letzens hatte ich in der Straßenbahn ein ziemlich dunkles Kopftuch auf und hab mir das Ende davon dann noch vor den Mund gebunden. Total verhüllt."

„Wie ein Taliban."

„Die Leute haben mich angeguckt, als würden sie fürchten, dass ich gleich den Sprengstoffgürtel zünde."

„Glaub ich. Hätte ich auch Schiss."

„Und weißt du, was echt der Hammer ist? Mir gucken jetzt immer muslimische Männer hinterher."

„Nee!"

„Ja!"

„Vielleicht kann ich dich ja für ein paar Kamele an 'nen Scheich verschachern."

„Dann haste die Kamele."

„Ja stimmt, auch doof. Da ist mein Balkon viel zu eng für."

„Vielleicht kriegste auch nur eins. So wie ich grad aussehe. Ohne Haare."

„Oder nur 'nen halbes."

Meine blaue Stunde

Es ist Sonntagmorgen. Ich bin schon wieder viel zu früh hellwach. Draußen ist es noch dunkel. Aber man kann den Tag schon erahnen. Nacht für Nacht wache ich auf. Immer etwa zur gleichen Zeit. Mal ein bisschen früher, mal ein bisschen später, aber immer viel zu früh zum Aufstehen. Meistens kriege ich dann den Blues. Stundenlang liege ich wach. Gucke traurig aus dem Fenster ins Dämmerlicht. Manchmal lese ich, meist liege ich nur da und hoffe, schnell wieder einzuschlafen. Das klappt natürlich so gut wie nie. Das Einzige, was zuverlässig Nacht für Nacht funktioniert, ist das Spiel: Augen zu, Kopf an. Sobald ich die Augen schließe, beginnt das Trübe-Gedanken-denken-Karussell sich zu drehen. Es ist schneller in Schwung, als der Rest von mir folgen kann. Manchmal ist es sogar schon vor mir wach.

Schlafstörungen sind bei Brustkrebspatientinnen häufig, habe ich irgendwo gelesen. Dämlich sind sie trotzdem. Jede Nacht stundenlang im Bett herumzuliegen und vor sich hinzugrübeln, tut nicht gut. Zum Lesen bin ich oft zu müde, zum Aufstehen sowieso. Nur nachdenken kann ich. Das geht auch mit müden Gliedern. Nachdenken ist gut. Komisch eigentlich, nachdenken ist gut, grübeln ist doof. Wo ist eigentlich der Unterschied? Beim Nachdenken denke ich, beim Grübeln denkt es mich. So betrachtet, verbringe ich die wache Zeit wohl doch eher mit Grübeln. Besonders erquicklich sind die Gedanken, die zu nächtlicher Stunde durch mein Hirn ziehen, nicht. Inzwischen fürchte ich mich fast schon davor, wach zu werden. Was natürlich das sicherste Mittel ist, um auch wirklich aufzuwachen. Die Psychoonkologin hatte mir geraten, die immer wiederkehrenden Gedanken wie auf einem Fließband anzuschauen. Ansehen, wahrnehmen und denken: „Ah, das ist die Angst vor …, das ist die Sorge um …, dort kommt die Furcht vor …" Da sie auf dem kreisenden Fließband ohnehin immer wiederkehrten, könnte ich ihnen einfach zuschauen – und es auf später vertagen, mich um jedes einzelne Päckchen zu kümmern. Netter Versuch. Einschlafen klappt trotzdem nicht. Etwas besser klappt es, mir die einzelnen Sachen als Baustellen vorzustellen und in Gedanken ein Schild hinzuhängen, auf dem steht: „Diese Baustelle ist bis auf Weiteres geschlossen." So wandle ich also Nacht für Nacht von einer Baustelle zur nächsten und verteile Schilder. So richtig gefällt mir das trotzdem nicht. Ob Fließband- oder Baustellenmetapher – ich denke ja doch nur Doofes. Morgens bin ich nicht nur müde und unausgeschlafen, sondern auch zuverlässig frustriert. So geht das alles nicht.

Irgendwann komme ich bei der ganzen Rumliegerei auf die Idee, dass ich gar nicht mehr im Bett liegen und nur denken will: „O nein, o nein, ich kann nicht schlafen, ich kann nicht schlafen", sondern dass ich mir zur Abwechslung einfach mal ganz viele gute Gedanken mache. Ein nächtlicher Quell positiver Energie sozusagen. Statt mich mit Sorgen zu plagen, könnte ich mich ja ein bisschen in positivem Denken üben und es genießen, all die Zeit in völliger Ruhe nur für mich zu haben. Wie die blaue Stunde bei den Malern und Dichtern. Vielleicht ist doch alles eine Frage der inneren Haltung. Wenn ich schon nicht darüber bestimmen kann, ob ich schlafe oder wach liege, will ich wenigstens darüber entscheiden, wie es mir dann geht. Ab jetzt geht es mir gut. Ich finde es toll, nachts wach zu liegen. Basta!

Montagmorgen. Kurz vor fünf. Meine blaue Stunde. So habe ich die Stunde jetzt genannt, in der ich morgens immer wach werde und nicht schlafen kann und vor mich hindenke. Ich liege wieder hellwach in meinem Bett. Durch den Vorhang schimmert Dämmerlicht. In der Literatur ist die blaue Stunde die Zeit kurz vor Sonnenaufgang. Die eine Stunde zwischen tiefschwarzer Nacht und beginnendem Tag, das besondere Licht in dieser Stunde, der tiefblaue Himmel, hat Maler und Poeten inspiriert. Warum sollte sie nicht auch mich zu unglaublichen Taten inspirieren? Ich könnte ja vielleicht ein Gedicht schreiben. Hmm. Bin ich jetzt doch ein bisschen zu müde für. Stammt der Begriff blaue Stunde eigentlich aus der Zeit der Romantik? Ich glaube, ja, aber ich weiß es grad nicht mehr. Von Novalis stammt jedenfalls der Begriff der „Blauen Blume", und die war doch das Sinnbild der Romantik. Nu ja, vielleicht schmeiß ich da auch grad einiges durcheinander. Die Zeit zwischen Tag und Nacht, die Stunde zwischen Wachen und Träumen, zwischen „Wirklichkeit und Möglichkeit". Irgendwie fallen mir grad nur Gedichte ein … Vielleicht doch zu viel Germanistik studiert? Ich meine mich zu erinnern, dass Maler und Dichter sich einig sind, dass diese Stunde eine besondere Stunde ist, die einen Zauber birgt. „Und jedem Anfang wohnt ein Zauber inne" – nee, das ist von Hesse. Da waren die Romantiker schon längst tot, als der mit seinem Siddhartha um die Ecke bog. „Wie jede Blüte welkt und jede Jugend dem Alter weicht … Es wird vielleicht auch noch die Todesstunde …" Ach nee – falsche Stunde. Blaue Stunde! Schönes Denken! Jetzt! Vielleicht sollte ich doch einfach noch mal ein Ründchen schlafen? Aber ich bin knallwach. Wie jede Nacht um diese Zeit. Immerhin kreisen meine Gedanken jetzt in Versen. „In einer blauen, dunkelblauen Stunde und wenn sie ging, weiß keiner, ob sie war", heißt es in einem Gedicht von Benn. Das Versprechen dieser Stunde ist doch: Morgen ist alles gut. Und gleich ist morgen. Ich muss nur noch ein bisschen warten. Wenn es ganz hell ist, ist alles wieder gut. Durch einen Spalt im Rollo sehe ich: Es dämmert schon.

„Ich trete in die dunkelblaue Stunde." Schon wieder Benn. Statt mich zu ärgern, will ich mich freuen über diese geschenkte Stunde. Sie zu meiner Lieblingsstunde machen und sie als etwas Besonderes schätzen. Sie nutzen, nicht zum Grübeln, sondern zum Nachdenken. Ich trete jetzt auch in meine blaue Stunde. Wie hinter einen blauen Vorhang, mal sehen, was dort auf mich wartet, wie es sich anfühlt. Das besondere Blaue-Stunde-Gefühl. Selig tauche ich hinein in eine Welt aus Idealen, Tagträumen und Geborgenheit. In Gedanken schaffe ich mir einen Raum, in dem die Welt, mein Leben, genauso ist, wie es mir gefällt. Irgendwann schlafe ich darüber ein.

Als ich aufwache, bin ich frisch und ausgeruht wie lange nicht. Und ich freue mich auf morgen früh. Auf meine blaue Stunde. Auf die Zeit, die nur mir gehört.

Am nächsten Tag verschlafe ich.

Wadenwickel

Ich sitze auf dem Sofa und beschwöre das Fieberthermometer. „Nicht weiter steigen! Nicht weiter steigen!" Es zeigt 37,9 Grad. Bei 38 muss ich ins Krankenhaus. Es darf auf gar keinen Fall weiter steigen. Seit Stunden messe ich Fieber. Im Abstand von etwa zehn Minuten. Mindestens. Offenbar habe ich mir wieder einen kleinen Infekt eingefangen. Schlapp hänge ich auf dem Sofa und schiele unablässig auf die Skala des Thermometers, das mir im Mund steckt. Das funktioniert natürlich nicht. Also Thermometer wieder raus aus dem Mund. 37,9 Grad. Mist. Oder war das jetzt zu kurz gemessen? Fieberthermometer wieder rein. Geht dieser Quecksilberstreifen eigentlich auch wieder runter, wenn es kälter wird in mir? Also Thermometer wieder runterschütteln. Puh. Das ist aber anstrengend. Großen Schluck Wasser trinken. Kaltes Wasser! Vielleicht kann ich ganz viel kaltes Wasser trinken und damit das Thermometer überlisten? Ich trinke einfach fünf Liter eiskaltes Wasser, und schwuppdiwupp ist das Fieber weg? Oder ich esse einen Riesenberg Eis? Ein gigantischer Gletscher aus Schokoeis mit Soße entsteht vor meinem inneren Auge. Sicher schon das Fieberdelirium. Oder ist es so, dass der Körper dann versucht, das Kalte, was man ihm zuführt, auf Körpertemperatur aufzuwärmen, und das Fieber dann erst recht steigt? Hm. Oder Wadenwickel. Ich mach mir Wadenwickel! Hat meine Oma bei mir gemacht, als ich ein kleines Mädchen war. Oder waren das Quarkwickel? Nee, die waren, glaub ich, gegen etwas anderes. Wadenwickel sind gut. Ich mach mir Wadenwickel. Langsam schleppe ich mich in die Küche, hole zwei Küchenhandtücher, tunke sie in eiskaltes Wasser, wringe sie aus, schnappe mir noch zwei Frotteetücher und schleppe mich wieder aufs Sofa. So. Hosenbeine hoch, Küchenhandtuch aufs Schienbein und – UUU-UAAAAHHH!!!

Das ist ja fies! Bah! Was kalt! Igitt! Und das machen Menschen freiwillig? Ich fass es nicht! Was ist das fies. Ich beiße die Zähne zusammen, schneide eine Grimasse und wickle mir unter großem Gezeter das Küchentuch ums Bein. Frotteehandtuch darüber, Bein unter die Decke. Das reicht. Ein Bein mit Wickel muss reichen. Die Temperatur in mir muss ja nicht gleich auf 34 Grad abstürzen. Das wär sicher auch nicht gut. Zornig gucke ich auf das Bein unter der Decke und drohe dem Wadenwickel: „Wehe, du funktionierst nicht! Dann kriegt das andere Bein auch noch einen Wickel!"

Nach einer Stunde messe ich erneut Fieber. 37,6! Na also, geht doch!

Inzwischen halte ich den Gang zu einer Chemotherapie für eine der größten intellektuellen Leistungen, zu der Menschen fähig sind. Freiwillig und wiederholt etwas zu tun, bei dem es einem danach mit absoluter Unausweichlichkeit von Mal zu Mal körperlich und seelisch dreckiger geht – allein wegen der medizinischen Zusage, dass dies möglicherweise langfristig den Zustand sichert, in dem man sich vor Beginn der Therapie ja ohnehin gefühlt schon befand, der also der Ausgangspunkt ist – halte ich für absolut widernatürlich. Was für ein seltsames Wesen der Mensch ist, dass er zu so etwas fähig ist.

Früher haben sich unsere Vorfahren sicher nur einmal den Magen an irgendwelchen ungenießbaren Beeren verdorben. Heute haut man sich dieses Zeugs in die Venen, bei dem es einem so dreckig geht, dass man zehn bis vierzehn Tage komplett ausgeknockt ist – nur um sich dann nach drei Wochen die nächste Ladung verpassen zu lassen. Und das nur, weil einem die Ärzte erklären, langfristig bleibst du damit gesund – oder länger am Leben. Unmittelbar geht es mir aber so dermaßen dreckig, dass mir langfristig eigentlich fast egal ist. Komisch, dass der Geist, oder der Intellekt, in der Lage ist, zu begreifen, dass das Langfristig eine prima Sache ist – auch wenn es sich im Moment grad überhaupt nicht prima anfühlt – und dass er, der Intellekt oder Geist oder wer auch immer, dann sogar noch in der Lage ist, den Menschen so zu steuern, dass der Körper tatsächlich zum wiederholten Mal zur Chemotherapie latscht. Anstatt zum Bahnhof. Oder zum Flughafen. Einmal Rio, New York, Tokio – statt einmal Chemo, bitte.

Tauschbörse

Neben mir sitzt die Frau-die-nichts-Glänzendes-essen-kann. Wider Erwarten haben meine Beine mich doch auch dieses Mal wieder zuverlässig ins Krankenhaus getragen. Auch wenn ich den Widerwillen inzwischen körperlich spüren kann, ich bin wieder hier.

Die Frau-die-nichts-Glänzendes-essen-kann wundert sich auch über ihre Beine. Auch sie hatte nicht damit gerechnet, dass sie sie wieder hierher tragen würden. Sie bekommt heute ebenfalls ihre vierte Chemo, wir sind also Leidensgenossinnen. Leidensgenossinnen, was für ein doofes Wort. Aber es beschreibt die Situation treffend: Außer der Tatsache, dass wir hier gemeinsam hocken und uns orangefarbenes Gift in die Venen pumpen lassen, verbindet uns nicht viel. Aber das ist ja schon mal was.

Sie erzählt, dass sie seit der zweiten Chemo nichts Glänzendes mehr essen kann. Käse, Wurst, Marmelade – egal. Sobald etwas Glänzendes auf ihrem Teller liege, werde ihr speiübel.

„Bei allem, was glänzt?"

Sie nickt. Sobald es nur ein bisschen glänzt, muss sie sich übergeben. So was Witziges! Also beim Zuhören, beim Erleben ist es vermutlich nicht ganz so komisch. Zum Glück hat sie Humor und lacht ebenfalls darüber und erzählt, wie sie zum ersten Mal ihren Freund anherrschte, als der genussvoll in eine Wurstbrötchenhälfte beißen wollte. „Boah! Wie widerlich! Wie kannst du das essen?", polterte sie los, während er ziemlich verdattert auf seine Salamischeibe blickte. „Das G-L-Ä-N-Z-T!", schrie sie, schon auf dem Weg zur Spuckschüssel.

Eine dritte Frau, die neben uns sitzt, erzählt, dass ihr die Fußnägel ausgefallen sind. Die Nägel ausgefallen? UAH! Wie fies ist das denn? Alle? Ja, inzwischen alle.

Die Frau-die-nichts-Glänzendes-essen-kann und ich schauen uns an. Sie rümpft die Nase, ich lege die Stirn in Falten. Mit großen Augen gucken wir uns an – und ziehen beide gleichzeitig an unserem Daumennagel.

„Meiner ist fest!", sagt die Frau-die-nichts-Glänzendes-essen-kann triumphierend und grinst.

Meiner auch. Puh! Wir prüfen schnell noch alle anderen Nägel. Alle fest. Allgemeine Erleichterung.

An diesem Tag ziehe und schiebe ich ständig an meinen Nägeln herum. Irgendwann kommt eine Krankenschwester vorbei.

„Was machen Sie da eigentlich?"

„Ich prüfe, ob meine Nägel noch fest sind. Da hat mir keiner was von gesagt, dass die auch ausfallen können!", beschwere ich mich. Die Krankenschwester lacht. Sie lacht! Unverschämtheit! Sie guckt auf meinen Chemotherapiebeutel und in eine – offenbar meine – Akte und grinst mich an: „Da hat Ihnen keiner etwas von gesagt, weil das bei Ihnen auch nicht passieren wird. Nicht passieren kann. Sie bekommen ein ganz anderes Medikament! Davon fallen die Nägel nicht aus. Nur die Haare. Bei dieser Dame ist es andersherum. Darum hatten wir Ihnen gesagt, dass Sie sich nicht über Ihre Nebenwirkungen unterhalten sollen. Sie haben alle andere – weil Sie auch alle andere Medikamente bekommen."

Ach so. Erst fühle ich mich sehr dumm. Wie ein ertapptes Schulkind. Dann fühle ich mich sehr erleichtert, weil meine Nägel bleiben werden, wo sie sind. Ich beschließe, mich fortan nicht mehr an der Ich-habe-diese-Nebenwirkungen-welche-hast-du-Tauschbörse zu beteiligen.

Abends prüfe ich dann doch nochmal schnell den Sitz meiner Fußnägel. Alle fest. Gottseidank! Zur Belohnung lackier ich sie knallrot.

Zwischen den Chemos

Schlechtes Wetter, schlechte Laune. Das Wetter ist echt genau wie meine Chemo. Es hört nicht auf, scheiße zu sein. Das gibt es überhaupt nicht. Unfassbar. Morgen soll es schon wieder schneien. Es ist März! Und es soll schneien! Es ist doch nicht zu glauben. Immer wieder war es so: Jedes Mal, wenn ich eine Chemo hatte, war wieder Schnee und schlechtes Wetter. Es ist genau äquivalent zu dem, wie ich mich fühle. Kaum denkt man: Oh, es wird Frühling, das Wetter ist nicht mehr so schlecht – hurra! Oder: Oh, es wird besser – mir geht es nicht mehr so schlecht – hurra! Wupps, kommt die nächste Chemo – und wupps, kommt der nächste Schneefall. Das ist doch echt zum Kotzen. Wann hört das denn endlich auf?

Alles eine Frage der Perspektive.

Frederike ruft an. Sie erwischt mich in einem Jammertal: „Langsam wird mir klar, dass das nicht aufhört, weißt du. Es ist eben nicht so: Erst die Operation, dann die Chemo, dann die Bestrahlung. Und dann ist es vorbei. Es ist eben nichts vorbei und nichts wieder gut. Langsam wird mir klar, dass mich das hier nie mehr ganz loslässt. Das wird immer irgendwo im Hinterkopf in mir drin sein."

„Hm."

„Und dann noch fünf Jahre so eine Antihormontherapie. Da werde ich von Heute auf Morgen in die Wechseljahre katapultiert und bin dann fünf Jahre lang eine alte Frau. Krieg ich dann auch Falten? Altersflecken? Und 'nen Buckel? Und danach geht es ja dann weiter, danach kommen die Wechseljahre ja dann wirklich."

„Hm, ja."

„Und ich esse zwar all diese Medikamente, aber das heißt nicht, dass ich davon nicht andere schreckliche Sachen bekomme. Keine Ahnung: Leukämie, Magenkrebs, Herzklabaster, Osteoporose oder sonst was. Das ist ja alles möglich."

„Hm."

„Und natürlich sagen mir jetzt alle, das kriegst du nicht, das kriegst du nicht – aber die Ärzte haben mir vorher auch gesagt: ‚Du hast nichts, da ist nichts!‘ Und es war halt doch was. Warum sind sich denn jetzt alle so sicher, dass sie sich nicht wieder vertun. Ich hab einfach eine Scheißangst."

„Ja. Aber vielleicht musst du dir denken, dass du halt mit dem Rest davon leben musst – andere Leute leben mit anderen Sachen."

„Hmm."

„Also, ich meine, es ist jetzt doof gesagt so, aber weißt du, vielleicht hilft es."

„Im Moment ist es eher so, dass ich mir denke: Warum eigentlich das alles? Was habe ich falsch gemacht? Wann und wieso?"

„Ja, das darfst du gar nicht denken, das ist, glaube ich, Quatsch."

„Lässt sich aber nicht ganz verhindern."

„Dass du das natürlich im Kopf hast, das kann ich wohl verstehen, aber – soll ich dir mal erzählen, was ich heute Morgen gehört habe? Vielleicht hilft es. Von meinem Cousin der Bruder, also mein anderer Cousin sozusagen, der hat den Bauernhof von meinem Onkel übernommen, und jetzt leben alle auf diesem Bauernhof in Süddeutschland: Mein Cousin Michael und seine Frau und mein Onkel und meine Tante. Jetzt ist Michael im Krankenhaus, seit gestern Morgen, weil der so wahnsinnig hohen Blutdruck hat und nicht schlafen konnte, der ist so alt wie wir, also ein bisschen älter, keine Ahnung. Und die wissen aber nicht, woran es liegt."

„Hm."

„Und seine Frau ist schwanger, aber das ist eine kritische Schwangerschaft, also eigentlich darf sie gar keine Kinder kriegen, weil die so eine komische Bluterkrankung hat. Das ist irgendwie so krass, dass sie bei der Geburt sterben könnte, aber ihre Mutter hat das auch, und die hat sie ja schließlich auch gekriegt und so halt. Und sie wollte so gerne Kinder und deswegen ... – aber es ist alles sehr kritisch."

„Oh."

„So, und meine Tante hat Darmkrebs und war jetzt auch ganz lange im Krankenhaus, also wirklich ewig, Monate über Monate über Monate im Krankenhaus, weil dann auch immer wieder was falsch gemacht worden war und wieder neu und wieder falsch und so. Und dann in der Reha, und inzwischen ist sie wieder zu Hause. Und mein Onkel hat seit Jahren Riesenherzprobleme und hat jetzt so Stents eingesetzt gekriegt vor einiger Zeit, aber dann nicht alle, die er eigentlich bekommen sollte, weil dafür sein gesundheitlicher Zustand zu schlecht ist, sodass sie nicht vernünftig operieren können."

„..."

„Und die leben dort also alle zusammen. Jetzt stell dir mal vor, was auf dem Bauernhof, also in diesem einen Haushalt los ist. Krass oder?"

„Der Hammer."

„Also das ist so, also jetzt gar nicht irgendwie um deins klein zu machen oder so. Aber ich hatte mich gestern so über meine Chefin geärgert und habe dann den Anruf von meiner Familie bekommen und dann dachte ich, o Mann ey, ich rege mich über so Kleinigkeiten, so Mini-Scheiße auf, das geht gar nicht."

„Hmm ..."

„Und vor allem diese Überlegung: ‚Warum immer ich?' Das ist ja gar nicht ‚immer ich' oder man selber, es ist eben so: Die anderen Leute haben halt auch total viel Scheiß."

„Ja, das stimmt. Das sieht man dann nicht."

„Und es ist ... vielleicht kannst du es so sehen: Guck mal, das ist jetzt zwar ganz schlimm, aber jetzt bist du eigentlich ja total gut aufgehoben, weil du unter solch strenger Beobachtung stehst. Mit all den Untersuchungen und der Nachsorge und allem Drum und Dran."

„Ja, das stimmt."

„Das ist ja eigentlich eine total geile Sache. Dass bei dir noch mal ein Tumor unentdeckt vor sich hinwächst, ist doch total unwahrscheinlich, oder? Vielleicht ist das so wie nach dem 11. September: Alle hatten plötzlich Angst vor Terroristen im Flugzeug, aber die hatten gar keine Chance mehr, weil man danach ohne Ende kontrolliert hat."

Tja – so kann man es natürlich auch sehen.

Muffins backen

Ich stehe in der Küche und backe Muffins. Die zweite Ladung. Einen Kuchen und zwölf Muffins habe ich schon gebacken. Hat aber noch nichts geholfen. Das ist komisch, denn normalerweise hilft Kuchenbacken immer. Liebeskummer und Jobfrust – hab ich alles schon erfolgreich weggebacken. Das Abmessen der Zutaten fordert Konzentration, und beim Rühren des Teiges werde ich ganz ruhig. Erst ein Ei am Rand der Schüssel aufschlagen – kracks – Schale kaputt. Schlupp, das Ei flutscht in die Schüssel. Eigelb angucken. Schönes Dottergelb. Dann ein zweites, drittes, viertes Eigelb in die Schüssel gleiten lassen. Mixer an. Zusehen, wie die Eigelbe ihre Form verlieren, die Dotter vom zweiten, dritten und vierten Ei ineinanderlaufen, wie die glibberige Masse langsam schaumig wird, den Zucker einrieseln lassen. Den Mixer eine Stufe höher stellen. Zugucken, wie Eier und Zucker zu einer cremigen, luftigen Masse werden. Immer leichter, immer luftiger. Ich bin ganz im Hier und Jetzt. Ich versinke wie ein kleines Kind beim Spielen.

Normalerweise.

Heute hilft das alles nichts. Ich denke die ganze Zeit darüber nach, wie es wohl wär, wenn ich stürbe. Tränen tropfen in die Eigelbmasse. Ob die Muffins so versalzen? Was, wenn der Krebsi doch stärker ist? Wenn aller Mut und alle Zuversicht nicht helfen?

Den Mixer noch eine Stufe höher stellen.

Wenn sich die Ärzte genauso vertun, wie sie sich bei der ganzen Krankengeschichte vertan haben? „Nein, nein, machen Sie sich keine Gedanken. Da ist nichts. Da bin ich mir ganz sicher", höre ich sie in Gedanken. „Nein, nein, Sie werden wieder gesund. Da bin ich mir ganz sicher."

Vorsichtig das Mehl durch das Sieb schütten. Weiterrühren. Die Masse wird zäh und schwer. Noch mehr Mehl. Noch mehr rühren. Noch mehr zäher Teig.

Wie wär es, wenn ich sterbe an diesem Scheißkrebs? Wenn alles vorbei wäre. Was wär dann? Ich sehe immer wieder einen Hügel mit einem einzelnen Baum vor mir. Wird mein Grab auf nem Hügel sein?

Ich versuche an etwas anderes zu denken. Aber es geht nicht. Es denkt sich von allein.

Dicke Tränen tropfen in den Teig.

Schwer tropft der Teig vom Löffel in die Muffinförmchen.

Wenn ich versuche, über diese Dinge zu reden, höre ich oft: „Was in einem halben Jahr ist oder in zweien, weiß doch keiner. Denk nicht an so was. Vielleicht geh ich aus der Tür und werde vom Auto überfahren. Oder mir fällt morgen ein Dachziegel auf den Kopf und ich bin tot."

Teigschüssel ausschaben.

Bloß: Der Gefahr vom Auto überfahren oder vom Dachziegel erschlagen zu werden, kann ich ja nicht entgehen, bloß weil ich Krebs habe. Die Gefahr potenziert sich sozusagen.

Backofenklappe auf, Muffins rein, Klappe wieder zu.

Und doch ist die hypothetische Gefahr eines fallenden Dachziegels weniger gegenwärtig als dieser Scheißkrebs.

Ich gucke aus dem Fenster.

Zu lange. Mist. Ofentür auf, Blech raus. Autsch! Die Muffins sind verbrannt. Die Finger auch.

Heilung auf Chinesisch

Heute Abend geht es zu meiner seelischen Heilung. Meister Li ist in Frankfurt – eingeladen von einem Verein, der laut seiner Homepage „Events für Körper, Geist und Seele" anbietet und allen Menschen „Wachstum, Begegnung und Austausch" ermöglicht, die „Freude daran haben, sich selbst zu entwickeln und zu entdecken, was für ein erfülltes Leben wirklich zählt". Na, denke ich mir, da bin ich mit meiner Suche nach einem ganzheitlichen Heilungsansatz sicher richtig.

Heute Abend steht also Meister Li auf dem Programm. Er verspricht geistige Heilung nach dem Motto: „Heile erst die Seele, dann werden Geist und Körper folgen." Klingt doch gut! Ich bin neugierig. Doktor Li, so heißt es im Prospekt des Veranstalters, sei der Gründer des Instituts für Seelenheilung und Erleuchtung und kombiniere Weisheiten und Praktiken uralten chinesischen Ursprungs mit bahnbrechenden Geheimnissen moderner Spiritualität. Der Mann hat nicht nur westliche Schul- und traditionelle chinesische Medizin studiert, er ist auch Großmeister des Tai Chi, Qi Gong, I Ching und Feng Shui. Ha ja!, denk ich mir. Der ist doch kompetent! Der wird doch wohl so ein bisschen Krebs wegkriegen! Der soll mal schnell meine Seele heilen, damit der Rest von meinem Körper weiß, wo es langgeht, und dann ratzfatz auch ganz schnell wieder gesund wird. Das wäre doch gelacht, wenn der Groß-

meister der Seelenheilung das nicht hinkriegt! Das Eintrittsgeld von fünfzehn Euro kommt mir für meine seelische Heilung – und damit meine vollständige Genesung – fast läppisch
vor. Teils amüsiert, teils irritiert darüber, dass solch ein Event
mich auf einmal überhaupt anspricht, mache ich mich auf den
Weg. Das Geld für das anschließende Wochenendseminar für
350 Euro lass ich erst mal zu Hause – nicht, dass ich noch auf
dumme Gedanken komme. Kann der Meister aus China etwas, was die Schulmediziner nicht können? Ich bin gespannt.

Die Seelenheilung findet im Haus der Gewerkschaft statt.
Vor Betreten des Vortragsraumes muss ich im Flur eine Ein-
verständniserklärung ausfüllen. Das erinnert mich an all die
Bögen vor der Operation. Auf meine verdutzte Frage nach
dem Warum erklärt mir eine nette Dame, dass es „sehr viele,
sehr starke Energien" in dem Raum geben werde, und die
könnten Unruhe, Kopfschmerzen und Herzrasen auslösen.
„Okay?!", fragt sie. Okay. Noch während ich mich neben der
Kasse über einen Tisch beuge und schmunzelnd meine Unterschrift unter den Warnhinweis setzen will, kommt ein aufgeregter junger Mann aus dem Saal gestürmt. Ihn haben die
Energien offenbar schon in große Unruhe versetzt. Sein halb-
langes Haar weht von dem Luftzug seines schnellen Schrittes,
sein Gesicht ist rot und angespannt. Er sieht beunruhigt aus.
Sehr beunruhigt. Er eilt auf die Kassiererin zu und redet wild
gestikulierend auf die verdutzte Dame ein. „Ich höre sie ganz
deutlich!", ruft er aufgebracht. Ich spitze die Ohren, höre aber
nichts. Nichts, außer der üblichen Geräuschkulisse wartender
Menschen. Ich sehe prüfend in den Saal, lausche angestrengt
– immer noch nichts. „Doch", sagt der Mann zu der verdutz-
ten Kassiererin. „Ganz deutlich. Sie rät mir, ganz laut und
deutlich, diesen Ort zu verlassen. Sie sagt eindringlich, dass

ich hier nicht sein soll", stammelt er aufgeregt. Redet er von seiner eifersüchtigen Freundin, die lieber mit ihm Essen ginge und ihn jetzt via Handy terrorisiert? Die Kassiererin starrt ihn mit großen Augen an. Verwirrung im Gesicht. „Aber, aber …", versucht sie seinen Redeschwall zu unterbrechen. Er redet aufgeregt weiter. Er habe sich alles gut überlegt und sich auch seit Wochen sehr auf diesen Abend gefreut, aber nun sitze er dort in dem Saal und höre es laut und deutlich: „Meine innere Stimme sagt mir, ich soll unbedingt nach Hause gehen. Sie sagt ganz deutlich, dass ich den Saal verlassen und wieder gehen soll!" Und ob er, da die Veranstaltung ja noch nicht angefangen habe, nicht wohl doch bitte sein Eintrittsgeld zurückbekommen könne?

Seine innere Stimme. So, so. „Sie verstehen das doch sicher?", fleht er die Kassiererin inzwischen förmlich an. Na, wie könnte sie nicht?, grinse ich in mich hinein. Als Kassenwart einer solchen Heilsveranstaltung, bei der dem Eintrittsgeld das Image eines freiwilligen Obolus zugeschrieben wird, kann sie ja kaum die innere Stimme ihrer Kunden in Frage stellen. Die Kassiererin ringt mit sich, einen kurzen Augenblick sieht es so aus, als würde sie den jungen Mann gern mit einem scharfen „Unfug!" abkanzeln. Aber sie fängt sich. Vermutlich traut sie sich das angesichts der umstehenden Wartenden, die teils neugierig, teils teilnehmend herübersehen, nicht. Der junge Mann sieht inzwischen so verzweifelt aus, dass es mich nicht wundern würde, wenn er gleich auf die Knie sinkt und flehend die Hände erhebt. Entweder hat der Typ eine glänzende Schauspielausbildung genossen – oder er hat einen mittelschweren Knall. Die Kassiererin drückt ihm Geld in die Hand, und er verschwindet. Ich grinse und frage kurz meine eigene innere Stimme, ob sie auch Bedenken hat.

Sie schweigt. Also setze ich schwungvoll meine Unterschrift unter den Warnhinweis und betrete den Saal. Wild entschlossen, allen Energien zum Trotz einen spannenden Abend zu verbringen.

Der Seelenheiler lässt auf sich warten. Der Meister kommt zu spät. Deutlich zu spät. Er scheint es mit der Heilung seiner Schäfchen nicht so eilig zu haben. Ziemlich lange und ziemlich geduldig warten die Menschen im Saal. Ich sitze mitten unter ihnen. Mein Unterbewusstsein hat inzwischen vier Mal gegähnt, und meine innere Stimme nölt mittlerweile laut und – zumindest für mich – deutlich vernehmlich: „Ich will nach Hause." Langsam frage ich mich, ob der Typ am Eingang nicht einfach schlauer war als alle andern hier. Sicher liegt der inzwischen entspannt auf seinem Sofa und liest ein gutes Buch. Plötzlich kommt Bewegung in die Menge, Menschen springen auf, falten die Hände vor der Brust, senken den Kopf oder werfen sich gleich komplett auf den schäbigen Hallenboden. Was ist denn nun los? Ah! Da ist er: Der Großmeister der Seelenheilung ist erschienen. Ein fröhlich grinsender Chinese im weißen Hemd geht schnellen Schrittes auf die Bühne zu. Die Menschen im Saal setzen sich, es wird ruhig. Und dann? Steht der lustige kleine Chinese in der Mitte der Bühne und schreit. Mit lauter Stimme schreit der Großmeister des Tai Chi seine Botschaft in den vollbesetzten Saal des Deutschen Gewerkschaftsbundes. Die Menschen um mich herum hören aufmerksam zu, blicken gebannt auf die Bühne, viele sind bis an die Kante ihres Stuhles vorgerückt, kauen auf der Unterlippe, den Rücken durchgedrückt, den Hals gestreckt, Augen und Ohren weit aufgesperrt. Auf der Bühne schreibt der Meister gerade Stichworte auf ein Flipchart und blättert in einem Buch. In seinem Buch. Er liest seine Schlagworte tatsächlich aus einem Buch ab! Ja, kennt er denn seine Lehren nicht auswendig? Muss er tatsächlich nachlesen, was er hier erzählt? Das ist aber mal eine schlechte Performance!

Jedes Organ, jede Zelle habe eine eigene Seele, mit der man kommunizieren könne, erläutert der Meister gerade. Man sagt also einfach: „Liebe Seele meiner Leber, ich liebe dich. Kannst du meiner Leber Heilung geben?" So einfach ist das. Die anonymen Alkoholiker und all die Ärzte dieser Stadt werden sich einen neuen Job suchen müssen, das ist klar. Gerade höre ich, dass Krankheit ein Ungleichgewicht im Energiehaushalt sei. Und das heilt der Meister mit seiner Seele-Geist-Körper-Medizin, mit Heilungsmantren und Visualisierungsübungen. Ich staune, als ich erfahre, dass allein mit Love, Peace und Harmony alle Ungleichgewichte und alle Krankheiten zu heilen sind. Gern verweist Li auch auf seine Bücher, in denen all das ganz ausführlich dargelegt ist. Zwischendrin schmiert er unleserliche Skizzen auf sein Flipchart und erläutert laut schreiend seine Heilmethode: „Liebe kann jede Krankheit heilen!" Und: „Licht ist die Essenz der Energie!" Was mir vorkommt wie eine krude Mischung aus fernöstlicher Lehre, der Performance amerikanischer Wanderprediger und den Tricks ausgebuffter Manager-Animateure, scheint die übrigen Zuhörer im Saal nicht sonderlich zu schrecken. Offenbar sind sie esoterisch vorgebildet. Nun steht der Meister vor seinem Flipchart und singt: „La le lu – lu la le." Der Mann steht tatsächlich auf einer Bühne und singt „La le lu". Dafür allein gebührt ihm ein Preis. Und ein Großteil der Anwesenden singt mit! Wo bin ich denn hier gelandet? Ich blicke mich um, sehe verzückte Gesichter und höre meine innere Stimme laut und vernehmlich prusten. „Zwei Seelen wohnen ach in meiner Brust", spottet sie und trifft mit dem Zitat des guten alten Goethe recht präzise, was in mir vorgeht. Die eine Seele sehnt sich nach Heilung. Sie möchte nichts lieber als glauben, dass es so einfach ist. Ein bisschen La le lu singen, ein bisschen die Augen zumachen, und der Krebs ist weg. Sich der einlullenden Stimmung hingeben, sich von dem lustigen kleinen Chinesen heilen lassen, und für immer, immer ist einfach alles gut. Bitte. Bitte, lieber Gott, mach, dass es so einfach ist. Mach, dass der kleine Chinese große Kräfte hat. Mach, dass er kann, was keiner sonst kann, dass er den Krebs wegmacht und dass der ganze Hokuspokus wider den gesunden Menschenverstand hier hilft. Mach, dass ich einfach ein dummes, ignorantes Menschenkind bin, das keine Ahnung von der Heilkraft des Göttlichen hat – sie aber selbstverständlich gleich erfahren werde. Bitte, lieber Gott.

Die andere Seele in mir lacht sich schlapp.

Auf der Bühne steuern die Ereignisse gerade in rasantem Tempo ihrem nächsten Höhepunkt entgegen. Der Meister fragt, wer im Raum unheilbar erkrankt ist. Ich weigere mich, mich angesprochen zu fühlen. Immerhin bin ich operiert, die Ärzte sprechen von guten Heilungschancen, und die Chemotherapie ist auch schon fast rum. Nein, unheilbar krank bin ich nicht!, beschließe ich und bleibe sitzen. Auch die anderen im Saal sind offenbar nicht unheilbar krank. Niemand steht auf. Der Meister blickt sich überrascht im Saal um und schraubt seine Ansprüche etwas nach unten. Wer im Saal denn an einer schweren Krankheit leide. Leide? Na ja. Ich will ja nicht leiden. Nicht mal denken, dass ich leide, will ich mir erlauben. Aber schwere Krankheit? Na gut, da gehe ich mit. Ich stehe auf. In der ersten Reihe hat sich ebenfalls jemand erhoben. Der Meister fragt den jungen Mann, was er hat. „Skoliose" lautet die Antwort. Skoliose? Ist das nicht eine Rückgratverkrümmung? Ey! Die hab ich auch – aber … nun ja. Der Meister blickt etwas gequält, was meine Vermutung unterstreicht, dass Skoliose nicht die Art der Erkrankung ist, auf die er gehofft hatte. Aufmunternd, fast hoffnungsvoll blickt er mich an. Bin ich doch seine einzige Hoffnung auf eine würdige Heilungszeremonie – denn außer mir und dem jungen Mann mit der verbogenen Wirbelsäule ist sonst niemand aufgestanden. Der Meister nickt mir zu. Der Saal hält den Atem an. Ich blicke zurück und sage mit überraschend fester Stimme: „Brustkrebs." Der Meister strahlt mich an. Mit einer raschen, fast abwertenden Handbewegung bedeutet er dem jungen Mann in der ersten Reihe, sich zu setzen. Skoliose contra Brustkrebs? Klar, wer hier das Rennen macht. Der junge Mann mit dem krummen Rücken muss sich setzen, er guckt mich fast beleidigt an, und ich weiß nicht, ob ich jetzt stolz sein soll. Lieber hätte ich ja nur den krummen Rücken. Mit weit geöffneten Armen steht der Meister da, winkt mich zu sich und ruft: „Come! Come!" Als ich mich durch die Reihe quetsche und nach vorne gehe, klatschen einige. Ist das hier ein Triumphzug? Ich bin überrascht, wie sicher und selbstbewusst ich mich fühle. Mit geradem Rücken und hoch erhobenen Turbanhauptes schreite ich nach vorn und klettere auf die Bühne. Dort angekommen, fragt mich der Meister, ob es mir recht ist, dass die folgende Prozedur für das Internet auf Video aufgenommen werde. Ich blicke dem Meister fest in die Augen und frage leise, den Rücken zum Publikum: „Wenn nicht? Werden Sie mich dann nicht heilen?" Der Meister blitzt mich an. Und zischt – gar nicht mehr fröhlich –: „Nein." Sein schneidender Blick und der scharfe Tonfall amüsieren mich mehr, als dass sie mich wirklich überraschen. „Ah", sage ich. „Na, dann muss ich ja wohl." Ich zucke mit den Schultern und drehe mich um. Ich stehe auf der Bühne, blicke auf die etwa

150 Menschen unter mir und wundere mich. Darüber, dass mir einige aufmunternd zulächeln, einer winkt sogar, ein anderer hebt die gedrückten Daumen in die Höhe. Noch mehr wundere ich mich allerdings über mich selbst. Ich stehe auf einer Bühne vor Menschen, die ich nie zuvor gesehen habe, die nun alle von meiner Erkrankung wissen, – und spüre nicht die leiseste Unsicherheit. Ich nehme das Mikrofon in die Hand, das der Meister mir reicht, blicke fest in Richtung der Kamera am anderen Ende des Saales und komme der Aufforderung des Meisters nach, mich und meine Geschichte vorzustellen. „Ich heiße Sonja", sage ich. „Und ich hatte Brustkrebs. Ich mache gerade eine Chemotherapie. Danach folgen Bestrahlung und Anti-Hormon-Therapie. Die Ärzte sprechen von sehr guten Heilungschancen." Ich finde, das reicht. Der Meister findet das auch und bittet mich, mich auf einen Stuhl zu setzen und die Augen zu schließen. Dann wendet er sich an die Menge und fragt, wer von den Anwesenden einen schwarzen Schatten in meiner Aura sehe. Offenbar melden sich einige, was ich ja nicht sehe, weil ich die Augen zuhabe. Eine Frau spricht von einem deutlich sichtbaren Schatten, der mich umgebe. Offenbar reicht das dem Meister nicht. Er ruft jemand anderen auf. Eine zweite Frau beschreibt eine deutlich sichtbare dunkle Wolke. Ich presse die Zähne aufeinander und frage mich, ob diese Menschen tatsächlich etwas sehen. Ob es irgendetwas gibt, zwischen Himmel und Erde, von dem ich bislang keine Ahnung hatte und das sich als dunkle Wolke um mich und meine Tumorstelle legt. Die kleine verzweifelte Bitte-hilf-mir-doch-einer-und-wenn-es-auch-so-ein-lustiger-kleiner-Chinese-ist-Sonja in mir ist auf einmal wieder hellwach. Die Frau beschreibt die dunkle Wolke, die mich umgibt. Sie sehe sie an meinem Oberkörper – „Kein Wunder!",

höhnt die skeptische Sonja in mir. „Ich hab ja auch nicht von Prostatakrebs gesprochen!" – „Schnauze", brüllt die verzweifelte Sonja zurück und wendet sich erwartungsfroh wieder dem Geschehen zu. Ich versuche das Gezeter in mir zu ignorieren und meine Mimik unter Kontrolle zu halten. Die Frau aus dem Publikum beschreibt noch immer Form und Schwärze der Wolke, die sie auf meinem Oberkörper zu sehen meint. Ich drücke meinen Rücken durch, ziehe die Schultern nach unten und atme tief durch. Versuche, so gerade wie möglich zu sitzen. Die Wolke, sagt die Dame mit den Wolkensehfähigkeiten dann, sei ganz deutlich zu erkennen. Auf Höhe der rechten Brust. Die hoffnungsvolle Sonja in mir schweigt. Die andere grinst. Ich erlaube meinem Gesicht keine Regung. Der Tumor war links. Der Meister brummelt vor sich hin. So eindeutig sei die Wolke wohl nicht zu begrenzen, weist er die Wolkenseherin in ihre Schranken und schreitet zur Tat.

Nun werde ich also operiert. Ohne Narkose, ohne Skalpell, auf der Bühne und vor Publikum – nur mit Licht und Liebe. Der Meister will an mir eine „Seelentransplantation" vollziehen. Ich sitze auf einem Stuhl, der Meister steht hinter mir und fuchtelt mit den Händen. „Meister Li öffnet nun mit kristallinem Licht den Rücken", erklärt ein ebenfalls auf der Bühne anwesender Schüler von Doktor Li das Treiben. Während Li mit seinen Armen hinter meinem Rücken herumwedelt, erläutert der Schüler, Li habe nun die alte Seele aus meinem Rücken entlassen und den Körper mit Licht gereinigt. Gott habe nun auf Bitten des Meisters eine neue Seele erschaffen, die nun durch die Öffnung in mich hineinrausche. Schwuppdiwupp ist mein Rücken wieder geschlossen, und ich bin geheilt! Wunderbar! So schnell geht das! Als Zugabe reinigt der Chinese auch noch mein Karma. Um das steht es, wenn ich Doktor Li glauben darf, nicht besonders gut. In meinem früheren Leben hätte ich schwere Schuld auf mich geladen, so Doktor Li. „Huch", sagt meine innere Stimme amüsiert. Für diese Schuld müsse ich nun büßen und in diesem und in dreißig weiteren Leben an Brust- und Leberkrebs sterben, sagt Li. Nun ja, wirft meine innere Stimme ein, dass Brustkrebs als Erstes auf die Leber ausstrahlt, ist jetzt sogar mir bekannt. So ein bisschen medizinisches Halbwissen, verquickt mit furchteinflößenden Schauergeschichten, kann mich nicht schocken. Doch Li holt weiter aus: Ich hätte meine Mitmenschen furchtbar leiden lassen! Und in früheren Leben meine Machtposition ausgenutzt und Menschen, auch Kinder, emotional und körperlich misshandelt und missbraucht. Also das, ruft meine innere Stimme empört dazwischen, das ist mir jetzt doch zu blöde! Gerade kursieren in der Presse Berichte über die Missbrauchsfälle in der katholischen Kirche, und schon bin ich ein oller Priester, der nun seine fiesen Taten mit einer Brustkrebserkrankung bezahlt?? Ich weiß ja nicht … Mir drohen also noch viele weitere Leben mit üblen Leiden, erklärt der Meister. Aber – zum Glück bin ich ja hier, denn da ist Doktor Li vor! Nach einer kurzen Beschwörung ist mein Karma wieder wie neu. Endlich darf ich auch die Augen wieder öffnen. Doktor Li strahlt mich an. „Und?", fragt er, während er mir wieder das Mikrofon in die Hand drückt und mich vor die Kamera zerrt. „Was haben Sie gespürt? Wie fühlen Sie sich jetzt? Was ist anders als vorher?" Da stehe ich nun auf der Bühne und blicke in 150 erwartungsvolle Gesichter. Ich sehe die Kamera auf mich gerichtet, spüre das kalte Metall des schweren Mikrofongriffs in meiner Hand und kann nicht anders. So bin ich halt, denke ich und antworte: „Nichts. Ich fühle mich ganz genauso wie vorher." Ein enttäuschtes Raunen geht durch den Saal. Doktor Li schaut bekümmert. Plötzlich sieht er fast ein bisschen traurig aus. „Und was haben Sie gespürt?", hakt er nach. „Nichts. Ich habe nichts gespürt", lautet meine ehrliche Antwort. Die Augen des kleinen Chinesen verengen sich zu ganz, ganz schmalen Schlitzen, er wendet sich ans Publikum und sagt mit bekümmerter Stimme, das sei leider bei Krebspatienten ganz oft so. Die seien so verkopft und verschlackt, die spürten überhaupt gar nichts von der göttlichen Kraft und der wundervollen Seelenheilung, die er gerade an mir vollzogen habe. Das Publikum guckt nun ebenfalls bekümmert. Der Doktor schenkt mir noch eine CD mit seinem Healing-Song, den ich nun täglich drei bis viermal, jeweils mindestens vierzig Minuten singen soll, dann bin ich entlassen. Ich kehre zu meinem Platz zurück. Da ich nun quasi meinen zweiten Geburtstag feiere, singt der ganze Saal „Happy Birthday". Ist es zu glauben? Etwas später lehnt sich eine Frau aus der Stuhlreihe vor mir herüber. Sehr zaghaft bittet sie mich, mir eine Frage stellen zu dürfen. Nur zu. Ob denn der Tumor wirklich rechts gewesen sei? Nein, sage ich, grinse und sehe in ihr eine verbündete Skeptikerin. Der war links. Sie nickt erleichtert. „Ja", sagt sie, „das dachte ich mir doch. Ich habe die dunkle Wolke nämlich links gesehen." Ah ja! Meine innere Stimme tippt sich an die Stirn, und wir gehen nach Hause.

Mambo Number 5

Ich liege in der Badewanne und starre auf die kleinen Seifenblaseninseln, die der Badeschaum um mich herum gebildet hat. Am Wannenrand steht eine Kerze. Sie flackert. Morgen bekomme ich die fünfte Chemo. Ich puste in einen Schaumberg und starre weiter. Seifenblasen – Trübsal blasen. Man will doch irgendwas Besonderes aus seinem Leben machen, sodass man hinterher drauf schauen kann und sagen kann: Schön! Das war gut so. Ich habe aber das Gefühl, dass ich das gar nicht schaffe. Und jetzt liege ich hier als krebsiger Glatzkopf in der Wanne, und mein Leben ist gar nichts Besonderes. Und schön schon mal gleich gar nicht.

Ich muss schon wieder heulen. Das ist doch alles doof.

Ich greife nach einem Buch. Zum Lesen ist es zu dunkel. Ich lege das Buch wieder weg. Vielleicht funktioniert es auch nicht, sich immer abzulenken und immerzu an etwas anderes denken zu wollen. Vielleicht muss ich auch dem Ganzen ins Gesicht sehen. Wenn ich mich nur ablenke, denkt der Krebs vielleicht: Hurra, die denkt gar nicht an mich und lenkt sich ab und dann kann ich hier fröhlich weiterwachsen. Und vielleicht ist das so, dass nur die Menschen Krebs kriegen, die überhaupt gar nicht daran denken. Dann denke ich, dass der Krebs vielleicht wiederkommt, wenn ich mich nicht genug mit ihm auseinandersetze und nur damit klarkomme, wenn ich ihm ins Gesicht sehe und wenn ich die ganze Zeit nur bei mir bin. Das ist ja das Schwierigste überhaupt, bei sich selbst zu sein. Und dann merke ich, dass ich damit so eine Art Frieden mache, wenn ich bei mir bin, dann finde ich das alles nicht so schlimm. Dann finde ich sogar den Gedanken, dass ich irgendwann sterben muss, nicht so schlimm, dass ich dann sagen kann, ja, ich habe mein Leben so gelebt, dass es mir gefallen hat, und es ist schön gewesen. Und wenn ich mich ablenke und mich gar nicht mit dem Krebs auseinandersetzen will, dann wächst er vielleicht. Vielleicht kriegen all die Leute Krebs, die nicht ihr Ding machen und die nicht bei sich sind. Ich puste die kleinen Seifenblaseninseln zu großen Seifenblaseninseln zusammen.

Na ja, aber ich kenne auch genug Leute, die sind so was von nicht bei sich und haben auch alle nicht Krebs.

Wer weiß, vielleicht kriegen sie noch welchen.

Ich glaube, es ist einfach scheißungerecht verteilt.

Vorhin habe ich löffelweise Nutella in mich hineingeschaufelt und knallgrüne schwedische Punschrollen von Ikea hinterhergeschoben – hat alles nicht geholfen. „Na komm", versuche ich mir selbst gut zuzureden. „So schlimm ist das doch alles gar nicht … Vier hast du schon geschafft, jetzt sind es ja nur noch zwei. Nach einer Woche bist du wieder so fit wie beim letzten Mal. Vielleicht dauert es ein, zwei Tage länger, aber das wird wieder. In einer Woche sieht alles schon wieder ganz anders aus. Du musst nur abwarten und Geduld haben. Das kriegst du schon hin, du hast schon so viel geschafft. Ist doch alles nicht so schlimm." Ich weiß, dass ich lüge. Ich steige aus der Wanne ins Bett.

Und dieses Mal ist besonders schlimm. „Heute rockst du Mambo Nr. 5", simst mir ein Kollege aufmunternde Grüße. Aber mir ist nicht nach rocken. Mir ist nach heulen. Ich sitze da mit meinem Tropf und möchte am liebsten die ganze Zeit heulen. Ich weiß gar nicht warum – es gibt gar keinen besonderen Grund. Ich finde einfach alles schrecklich, angefangen bei meinem Käsebrötchen, dass ich nicht mehr sehen kann. Zum Glück kommt irgendwann die Psychoonkologin vorbei. Sie will mit mir schon mal den Abschluss vorfeiern, weil sie beim nächsten Mal, bei meiner sechsten und letzten Chemo, in Urlaub ist. Sie hat zwei Sektgläser mitgebracht und eine Apfelsaftschorle und hat einen extra leckeren guten Apfelsaft gekauft, weil ich ihr gesagt hatte, dass ich im Moment eigentlich fast nur Apfelsaft trinke. Sie hat eine Tasche dabei, zaubert Saft und Gläser hervor, mischt eine Schorle und stößt mit mir an. Heulend proste ich ihr zu. Solche Menschen braucht die Welt. Sie erzählt von ihren Urlaubsplänen. Es tut gut, auch mal über was anderes als immer nur über meinen doofen Krebs zu reden. Wo sie sich so nett kümmert, will ich dann auch nicht mehr heulen. Und den ganzen Leuten auf dem Flur, die da im Wartezimmer sitzen und einen mit gro-ßen Augen angucken, wenn man mit seinem Tropf aufs Klo schiebt, auch denen wollte ich immer lieber ein Lächeln zu-werfen, weil ich mich daran erinnere, wie schrecklich ich das fand, als ich dasaß und kapiert habe, dass ich bald so eine Chemotherapie machen muss, und das geht wahrscheinlich vielen von ihnen auch gerade so. Ich hoffe, sie können das vielleicht leichter ertragen, wenn man dann nicht wie so ein Trauerkloß durch die Gegend rennt, sondern wenn die Leute, die mit ihrer Infusion durch die Gegend zockeln, zumindest noch ein bisschen lächeln können.

Jetzt sitze ich wieder zu Hause und bin müde und mir ist schon wieder schlecht und ich mache mir mal wieder mein vorgekochtes Hühnerfrikassee warm. Draußen scheint die Sonne, und ich würde viel lieber etwas anderes machen, als mich schlecht zu fühlen. Dieser blöde Naturreis hier wird auch nicht fertig. Mann, es dauert ja ewig. Ich weiß gar nicht, ob ich Hunger habe. Eigentlich ist mir echt schlecht. Ich halte die Tropfen gegen die Übelkeit in der Hand und überlege, ob ich sie jetzt nehmen soll. Bei dem Gedanken wird mir ganz flau im Magen. Ob mir vielleicht von den Tropfen schlecht wird? Ich gucke auf den Beipackzettel. Tatsächlich: Kann Übelkeit auslösen, steht da. Na, das ist ja ganz toll bei einem Medikament, das eigentlich gegen Übelkeit helfen soll!

Tag vierzehn nach Chemo Nummer fünf: Draußen scheint die Sonne, und es ist ein ganz toller Frühlingstag. Und ich habe überhaupt keine Lust, da rauszugehen, verstehe das mal einer, unfassbar. Die ganze Zeit wollte ich unbedingt, dass Frühling ist, und jetzt ist er endlich da, und ich bin müde und schlapp und kaputt, unfassbar. Gestern bin ich mit dem Fahrrad in die Stadt gefahren, der Freund hatte mich zum Mittagessen eingeladen. Danach bin ich mit dem Fahrrad wieder zurückgefahren, das hat sich angefühlt, als würde ich die Tour de France fahren. Als ich an einem Kilometerschild war, auf dem stand, ich müsse noch 1,4 Kilometer fahren, dachte ich mir, das schaffe ich doch locker. Und als ich dann schon total kaputt war, habe ich mir gedacht: Boah, jetzt muss ich aber gleich da sein. Da kam dann das nächste Kilometerschild, da stand drauf: Ein Kilometer. Unglaublich! Da bin ich nach vierhundert Metern mit dem Rad schon total kaputt. Vierhundert Meter! Das ist doch gar nix. So weit können andere ja spucken!

Im Regen

Wir machen einen Spaziergang durch den Wald. Es ist kalt und matschig, von Frühling heute keine Spur. Der Wald riecht nach Wald. Es fängt an zu regnen. Der Matsch schmatzt unter dem Profil meiner Wanderschuhe, ich erinnere mich an die Waldspaziergänge meiner Kindheit. Rote Gummistiefel, Pilze suchen, durch den Wald tollen. Glücklich schaue ich zum Freund. Der Freund schaut nicht glücklich. Er hatte keine Lust, die Schuhe zu wechseln. Jetzt hat er nasse Füße. Genervt stapft er in Lederschühchen neben mir her. Die Schuhe sind dreckig und durchweicht. Der Regen wird schlimmer. Die schlechte Laune vom Freund auch. Er stellt fest, dass seine Jacke nicht gegen Regen taugt. Jacke, Pulli, T-Shirt – alles klitschnass. Der Weg ist ein Rundweg, vermutlich sind wir geradeaus schneller im Hotel, als wenn wir umdrehen. Vor uns auf dem Weg liegen umgestürzte Bäume, armdicke Äste versperren den direkten Weg. Ich klettere über die Bäume, halte mich an meiner guten Laune fest und versuche, den Freund mit meinem Abenteuerfeeling anzustecken. Über glitschige Baumstämme klettern, Matsch unter den Füßen, der Geruch von nassem Laub, mein Kinderherz jauchzt. Der Freund jauchzt nicht. Er läuft um die Bäume herum und sagt: „Hier geht es einfacher". „Hier macht es aber mehr Spaß", sage ich und klettere über den nächsten Baumstamm.

Abends sitze ich in der Badewanne und gucke auf einen See. Regen prasselt an die Fensterscheibe. Birken biegen sich im Wind. Wir sind in einem Hotel im Nirgendwo.

Im Nebenzimmer liegt der Freund. Ich habe ihn regelrecht dazu gezwungen, ein Wochenende mit mir zu verreisen. Damit wir nicht zwischen all dem Krebs, Alltagsstress und Funktionieren-Wollen verloren gehen. Nach langem Gezappel hat er eingewillt – solange wir nur eine Nacht wegbleiben, zu unserem Ziel nicht länger als eine Stunde Auto fahren und er am Sonntag rechtzeitig zum Anpfiff der Bundesliga bei seinen Kumpels in der Kneipe steht. Ich hätte vermutlich auch eingewillt, auf Händen um den See zu laufen, so sehr sehne ich mich nach einem idyllischen Wochenende zu zweit. Nun sitze ich in der Wanne, gucke auf den See und denke: Frauen! Woher haben wir nur immer diesen Hang zu so albernem Romantikkitschkram?

Gondel im Zenit

Regentropfen prasseln an die Scheibe. Mit dem Finger zeichne ich ein Rinnsal nach. Meine Stirn ist an die kühle Scheibe gepresst. Ich sitze in der Gondel eines Riesenrads. Das steht gerade still. Ich bin ganz oben. Meine Gondel im Zenit. Es ist dunkel. Unter mir leuchtet die Kirmes. Bunte Lichter funkeln im glitzernden Luna-Park. In der Ferne leuchten die Lichter der Stadt. Über mir blinken die Lichter eines Flugzeuges. Ich sehe ihm nach. Ein Ziehen in meinem Bauch. Wie gerne säße ich da drin. Wohin? Egal. Hauptsache weg. Weg von den regelmäßigen Chemoterminen, den wöchentlichen Kontrolluntersuchungen, den Spritzen, den Ärzten, den Schmerzen, der Angst und dem Krebs – frei sein.

Viel zu selten steigt man in ein Flugzeug und fliegt einfach weg.

Langsam schwebt die Gondel wieder zur Erde und bringt mich zurück auf den Boden.

Ein Rinnsal auf meiner Wange.

Parship

Das Telefon klingelt. Frederike ist dran.

„Und wie?"

„Hm."

„Hm?"

„Hm."

„Ist das nicht ein bisschen wenig?"

„Hmm."

„Hmm – ist alles okay oder hmm, alles kacke?"

„Hmm, alles kacke."

„Oh. Wo ist denn der Freund? Kann der nicht helfen?"

„Der ist verreist."

„Verreist?"

„Kongress in Berlin."

„Ah. Echt? Hmm. Kacke."

„Sach ich ja."

„Das ist echt Schrott. Das ist ja tatsächlich Schrott."

„Ja, Schrott."

„Wär aber gut, wenn einer da wär, oder?"

„Hmm. Ziemlich gut."

„Was machen wir denn da? Soll ich dich mal bei parship.de anmelden?"

„Ja, Krebsi sucht Krebsi. Oder: Glatzi sucht Krebsi."

„Hey!"

„Ja, ist doch wahr, ey!"

Der letzte Cocktail

Heute ist der 31. März, zehn vor drei Uhr.

Ich bin gerade nach Hause gekommen.

Heute habe ich die letzte Chemo bekommen!

Aber ich bin gar nicht froh und auch gar nicht besonders euphorisch, sondern eher geht es mir schlecht, und ich bin müde und kaputt. Nach der Chemo habe ich noch ein bisschen vor der Klotür gesessen und gewartet, und gerade als mir die Tränen in die Augen gestiegen sind, kam die Ärztin um die Ecke gebogen, die mir damals so überzeugend versichert hatte, dass alles in Ordnung sei. Da habe ich noch mal kurz daran gedacht, wie ich beim ersten Mal dasaß und wie schnell die Zeit jetzt vergangen ist. Und der Arzt, der mir vor der Operation die Drahtmarkierungen in die Brust gelegt hatte, kam auch vorbeigelaufen und hat noch kurz mit mir gequatscht. Der wird mir auch in Erinnerung bleiben mit seinem lustigen Gewitterspruch. „Nur nicht ins Gewitter kommen", hatte er gesagt, als ich vor der Operation mit den Drähten versehen noch eine Nacht zu Hause schlafen durfte.

Heute bin ich mit dem Taxi nach Hause gefahren, und jetzt ist mir ist schlecht. Die ersten paar Male hat mich der Freund noch hingefahren, und wir sind Essen gegangen nach den Chemos. Heute bin ich mit dem Taxi hingefahren und mit dem Taxi wieder nach Hause gefahren. Gleich kommt er noch und bringt mir irgendwelche DVDs vorbei.

So ändert sich alles.

Ich bin müde, mir ist schlecht, und gegessen habe ich auch nichts. Aber zum Kochen bin ich viel zu schlapp. Und mir ist sowieso schon so übel. Ich mag gar nichts essen. Ich nehme jetzt eine Wärmflasche und lege mich ins Bett.

Ein paar Tage später bekomme ich vom Professor die Rechnung für die Operation. Die finde ich erstaunlich billig: Zwei Mal Brust operieren kostet nur 1200 Euro! Das ist ja fast ein Schnäppchen. Ich gucke noch mal, ob irgendwo eine Null fehlt, aber es fehlt keine. Unfassbar, kein Wunder, dass die Ärzte jammern, dass sie zu wenig Geld verdienen. Diese komische Spritze, die sie mir seit der zweiten Chemo jedes Mal in den Bauch hauen, kostet 1700 Euro! Jedes Mal! Die habe ich jetzt fünf Mal bekommen. Macht zusammen 8500 Euro. Plus 1200 Euro für den Prof sind unfassbare 9700 Euro. Nur für die OP und die Spritzen, die die Leukozyten fit halten. Okay, mein Traumauto könnt ich damit noch nicht bezahlen – aber vielleicht einen anderen schönen Traum? Eine hübsche kleine Wohnung in Hamburg zum Beispiel? Für ein Jahr sollte das reichen. Au ja, ich zieh von dem Geld ein Jahr nach Hamburg. Und wenn es dort so schön ist, wie ich es mir vorstelle, bleibe ich da.

Ach nee. Ich habe das Geld ja gar nicht. Ich habe es nur ausgegeben. Oder vielmehr meine Krankenkasse. Ob am Ende der Krankheit noch Geld da ist? Es brauchen ja keine 9000 Euro zu sein. Schon für die Hälfte, ach, für ein Viertel könnte man schon eine richtig großartige Reise machen. Irgendwohin, wo ich schon immer mal hin wollte. Asien! Saigon, Singapur, Indonesien. Am besten alles drei! Au ja! Sobald ich wieder Geld in der Kasse habe, schnappe ich mir meinen Rucksack und hüpfe in den Flieger, in Gedanken stehe ich schon am Check-In-Schalter. Im Moment hüpf ich allerdings nirgends hin – sondern lege mich ziemlich schlapp aufs Sofa. Wobei – heute geht es mir schon viel besser als gestern. Nachdem mir der Arzt die letzte Leukozyten-Spritze in den Bauch gehauen hatte, habe ich mich noch auf den Opernplatz gesetzt und eine Tasse Tee getrunken, in der Sonne. Schön! So war ich heute wenigstens schon mal ein bisschen draußen an der frischen Luft und habe es sogar geschafft, quer über den Opernplatz zu gehen, um den einen Brunnen rum und um den anderen Brunnen auch noch. Okay. Ist jetzt kein Marathon, aber immerhin. Das hatte ich das letzte Mal gar nicht mehr geschafft, dafür war ich viel zu kaputt.

Ich habe sechs Chemos hinter mir. Unfassbar, echt unfassbar! Ich fühle mich auch noch gar nicht so, als wenn ich die Hürde schon genommen hätte, ganz komisch fühlt es sich an. Die Sonne scheint. Jetzt werde ich mich ein bisschen ins Café setzen. Und dann mal ganz langsam gucken, wie sich das Leben so anfühlt.

6. Verstrahlt und verloren

Rap-Song im Park

Ich schleppe mich durch den Park. Ich habe meine Turnschuhe angezogen, bin in eine Laufhose geschlüpft und will es wissen. Wie gut geht das mit dem Laufen? Es geht. Es geht nur sehr langsam. Schneckentempo. Ich muss ein bisschen aufpassen, dass mich die Fußgänger nicht überholen, aber das macht nichts. Außer mir ist ohnehin fast niemand im Park. Die Sonne scheint durch die grünen Blätter. Vogelgezwitscher übertönt die Geräusche der Stadt. Es ist warm. Es ist schön. Ich bin glücklich. Ich ziehe mir im Laufen die Mütze vom Kopf. Will Licht, Luft und Sonne spüren. Überall, mit Haut und ohne Haare. Will meinen kahlen Kopp nicht verstecken, mich nicht schämen für meinen blanken Schädel. Frische Luft und Wärme überall auf der Haut. Ich fühle mich von Sonne durchflutet, voller Freude und Energie. Schön. Es ist alles gut, so wie es ist. Ich trabe weiter durch den Park. Eine Gruppe Schüler kommt mir entgegen. Fünf, sechs Jugendliche, ich trabe langsam auf sie zu. Zwei Mädchen sind ins Gespräch vertieft, die Jungs necken sich. Als ich auf ihrer Höhe langsam an ihnen vorbeitrabe und fast an der Gruppe vorbei bin, singt einer von ihnen mit der Intonation eines Rap-Songs: „Du hast kein Haar auf dem Kopf! Du siehst so scheiße aus!"

Ich bin mitten im Laufschwung, laufe weiter, zwei, drei Schritte. Moment. Ich werde langsamer. Was war das denn? Das ist doch nicht wahr, oder? „Du hast kein Haar auf dem Kopf! Du siehst so scheiße aus!", hallt es in meinem Kopf. Tränen schießen mir in die Augen. Ich höre Lachen hinter mir.

Wut steigt in mir auf. Boah! Das geht nicht! Ich steuere auf den Parkausgang zu, kämpfe mit den Tränen. „Beim nächsten Mal …", denke ich. Nein! Nicht beim nächsten Mal. Jetzt! Ich drehe mich um. Weit sind sie noch nicht gekommen. Schlendern gemächlich über den Weg. Ich laufe zurück, hinter ihnen her. Sonderlich gefährlich sehen sie nicht aus. Jedenfalls nicht so, als würden sie gleich ein Messer aus der Tasche ziehen. „Hey! Du mit dem lila Shirt! Bleib mal stehen!", rufe ich. Erstaunt dreht die Gruppe sich um. Der Rapper guckt besonders verdattert. Noch zwei, drei Schritte, dann stehe ich vor ihm. Während seine Kumpels sich auf eine Parkbank verziehen, donnere ich ihm meine Wut um die Ohren. „So geht das nicht!", brülle ich ihn an. „Ich glaub, es hackt! Das ist ja wohl das Letzte!" Der Junge steht vor mir. Dünn, schmächtig, dunkle Haare und sehr ängstliche Augen. „Äh … Madame äh …", stottert er. Hat der wirklich gerade Madame zu mir gesagt? Ich donnere weiter. Er stammelt „Tschuldigung, äh, wir, äh, machen gerade einen Song, – äh, einen Song – äh für die Schule." „Is klar!", fahre ich ihn an. Er stottert weiter. Ich schaue ihm scharf und wütend direkt in die Augen. „Und ich mache gerade eine Chemotherapie. Und ich habe ü-b-e-r-h-a-u-p-t keine Lust, mir solche Unverschämtheiten anzuhören! Ist das klar?", brülle ich weiter. „Das geht nicht! Das geht überhaupt gar nicht! Du hast gar keine Ahnung, was du damit anrichtest!" „Meine Tante …", sagt er kleinlaut und mit hochgezogenen Schultern, „in meiner Familie – ich, ich weiß sehr wohl, was Sie durchmachen." Er traut sich nicht, mich anzusehen, sein Blick huscht zur Seite. „Entschuldigung. Ich wollte das nicht. Ich wollte Sie nicht verletzen." Er holt Luft. „Und eigentlich – eigentlich sieht es auch ganz cool aus." Er grinst, guckt mich jetzt direkt an und sagt: „Ziemlich cool sogar."

Jetzt gehe ich doch noch mit einem Lächeln im Gesicht nach Hause. Nicht weil der Typ mich cool findet, sondern weil ich mich cool finde. Weil ich stolz auf mich bin. Wäre ich nicht zurückgegangen, hätte ich mit Sicherheit noch lange darauf rumgekaut.

Am Flughafen

Ich sitze im Flugzeug. Rückflug, Nizza–Frankfurt. Eine Woche Urlaub liegt hinter mir. Zwischen der letzten Chemo und der ersten Bestrahlung flog, nein floh ich mit meiner Schwester zu einer Freundin, die mit ihrer Familie in Südfrankreich lebt. Nun sitze ich also im Flieger, blicke aus dem Fenster, denke zurück an Sonnenschein und Wärme, blaues Meer und weiße Segelboote im Hafen, französisches Essen und fröhliches Kinderlachen. Eine Woche heile Welt. Ich presse die Stirn ans Fenster. Unter mir die Wolkendecke, um mich herum strahlender Sonnenschein im blauen Himmel. Das Flugzeug setzt zum Sinkflug an. Meine Augen füllen sich mit Tränen. Sie laufen über mein Gesicht. „Was ist los?", fragt die Schwester neben mir. „Ich will nicht nach Hause", sage ich. „Da hab ich wieder Krebs." Das Flugzeug taucht durch die Wolkendecke. Darunter ist es grau.

Der Freund holt uns vom Flughafen ab. Wir stehen noch am Gepäckband, aber nun freue ich mich doch ganz zappelig. Ich trage einen riesigen Sonnenhut über meinem kahlen Schädel und eine große, runde Sonnenbrille. Neuer Look. Ich will ihn überraschen, mir ein bisschen mondänes Nizza-Gefühl retten. Während wir auf die Koffer warten, stelle ich mir vor, wie er mich gleich in den Arm nimmt, lachend meinen Hut beiseiteschiebt, „meine Süße" in mein Ohr flüstert und mir einen Kuss gibt. Strahlend nehme ich meinen Koffer vom

Band. Ich freue mich so auf ihn. Vielleicht ist es doch nicht so schlecht, wieder zu Hause sein. Vielleicht werden die nächsten Wochen, wird die Bestrahlung ja doch gar nicht so schlimm. Das Schlimmste ist ja schon überstanden. Und der Freund ist ja da. Wir werden es uns schön machen. Da bin ich mir sicher. Das Gepäck, die Schwester und ich machen uns auf den Weg zum Ausgang. Durch die Schiebetür – wo ist er? Nirgends. Doch! Da! Ich winke ihm fröhlich zu. Er winkt nicht zurück. Hat er uns nicht gesehen? Ein paar Schritte noch, dann stehe ich vor ihm. Er hat die Hände tief in den Hosentaschen vergraben. „Hallo", strahle ich ihn an. „Na", sagt er und schiebt die Hände noch tiefer in die Taschen. Was ist denn das? Meinem Blick weicht er aus. Ein Ziehen in meinem Bauch. Noch bevor ich ihn in den Arm nehmen kann, schnappt er sich meinen Koffer und will los. „Wir müssen zum Auto, die Parkuhr läuft ab." „Hey!", sage ich. „Was ist denn das für eine Begrüßung?" Er hält inne. Ich nehme die Sonnenbrille ab und sehe ihn überrascht an. Innige Umarmung? Fehlanzeige. In seinen Augen spiegelt sich das Neonlicht der Ankunftshalle. „Die Parkuhr!", sagt er und geht mit meinem Koffer zur Rolltreppe. Ratlos blicke ich ihm nach.

Bestrahlung

Ich liege auf einer schmalen Liege. Die Arme überm Kopf, die Hände zusammengeschlagen. Ich liege auf dem Rücken, auf meinem bloßen Oberkörper kreuzen sich rote Lichtstrahlen, die wie Laserstrahlen in dünnen Fäden quer den dunklen Raum durchschneiden. Es ist so weit. Sie sind gekommen. Sie sind gekommen, um mich zu holen. Geschäftig schwirren sie in ihren weißen Kitteln um mich her. Geben sich als Ärzte und deren Mitarbeiter aus. In Wahrheit sind sie Nuklearforscher. Physiker. Atomexperten. Sie alle arbeiten an einem riesigen, absolut geheimen Experiment. Meinen Oberkörper haben sie mit Eddingstiften markiert, rote Striche und schwarze Kreise auf bleiche Haut gezeichnet, Felder skizziert. Mich kartographiert. Gleich wird sich der Keller des Krankenhauses in ein riesiges Raumschiff verwandeln, abheben und mit mir in ferne Universen entschwinden. Unterwegs werden sie mich in eine fremde Galaxie beamen. Sie positionieren meinen Körper auf der Liege, drehen und zerren daran herum, drapieren ihn, bis sich die Striche, Kreise und Linien auf meinem Körper mit den roten Lichtstrahlen decken, die noch immer den Raum durchkreuzen. Ich spüre das kalte Metall der Liege durch das dünne Tuch, das auf ihr ausgebreitet ist. Ich bin Teil dieses ungeheuren Forschungsvorhabens. Sie haben mich nicht gefragt, natürlich auch nicht aufgeklärt, aber ich weiß Bescheid: Heimlich wählen sie Krebspatienten für ihre Experimente aus. Groß wäre der Aufschrei in der Bevölkerung, wenn die wüsste, was hier vor sich geht. Darum experimentieren sie heimlich, unter dem Deckmantel einer Krebsbehandlung. Bald werden sie gesunde Menschen benötigen, aus ihrer Mitte. Noch sind die Gefahren zu groß, die Risiken zu unerforscht und die Ergebnisse zu unberechenbar. Aber es werden Menschen verschwinden. Keiner weiß wann, niemand weiß wohin. Sie werden einfach nie wieder auftauchen. Sind plötzlich weg. Als Teil eines riesigen, ungeheuerlichen Experiments. Bis dahin wird es noch eine Weile dauern – aber schon jetzt benötigen sie regelmäßig Testpersonen. Darum erzählen sie Menschen, sie hätten Krebs – und nutzen sie dann im Rahmen einer vorgetäuschten Behandlung für ihre Zwecke. Ich blicke nach oben. Über mir hängt ein Linearbeschleuniger. Ein riesiges metallenes Gerät. Damit werden sie mich in eine andere Zeit beamen. Oder in eine andere Galaxie. Sie werden mich mit Photonenstrahlen beschießen. Mich dematerialisieren. Irgendwo, irgendwann wieder zusammensetzen. Was, wenn etwas schiefgeht? Wenn ich meinen Kopf dann unterm Arm trage? Die Augen auf dem Knie, die Nase am Ohr? Aber wer weiß, auf welchem Stern ich wieder auftauche – vielleicht sehen da alle so aus?

Die weißen Kittel zerren noch immer an mir herum. Hier ein bisschen nach oben, den Arm etwas anders anwinkeln, dort die Schulter etwas zurück, halt, nicht so viel, doch etwas mehr nach links, stopp, wieder etwas nach rechts. Es dauert eine halbe Ewigkeit. Irgendwann sind sie zufrieden und verlassen den Raum. Jetzt sind wir allein. Der Linearbeschleuniger und ich. Gleich wird er mit den Photonenstrahlen auf mich zielen. Ob es sehr weh tut? Ich starre das Gerät an und halte die Luft an. „Atmen Sie noch?" Huch? Kann das sprechen? Ach nein. Das ist ein weißer Kittel, der sich über die Sprechanlage nach meinem Befinden erkundigt. „Sie dürfen ruhig atmen." „Ja?" Ich habe ein piepsiges Stimmchen. Die Tür geht wieder auf, der weiße Kittel steht nochmal vor mir. „Sie werden nichts spüren, Sie brauchen keine Angst zu haben." Der Kittel geht wieder. Ich habe trotzdem Angst. „Alles klar?", tönt die Stimme aus dem Off. Ich möchte lieber aufspringen und weglaufen, aber ich weiß, dass ich nicht sehr weit kommen würde, dass ich keine andere Wahl habe. „Hm", nicke ich. „Gut, dann geht es jetzt los", sagt die Stimme wieder. „Nicht bewegen!" Ich schließe die Augen und halte wieder den Atem an. Gleich werde ich mich in Luft auflösen. Was, wenn die Zeit nicht linear ist? Wenn alle Gedanken, alle Welten, alle Leben, die sein könnten, in einem anderen Universum existieren? Einem Paralleluniversum für jede nicht getroffene Entscheidung, jedes nicht gelebte Leben. „Wir haben das andere Leben nicht gelebt", wird einige Wochen nach der Bestrahlung jemand zu mir sagen, als ich ihm von meiner Angst erzähle, etwas falsch gemacht zu haben in meinem Leben – und deshalb krank geworden zu sein. Was, wenn die anderen Leben anderswo leben? Der Linearbeschleuniger über mir surrt leise. Offenbar tut Dematerialisiertwerden doch nicht weh. Ich spüre jedenfalls nichts. Vorsichtig blinzle ich mit einem Auge auf meinen rechten Arm. Er ist noch da. Die Hand auch. Finger? Alle dran. Langsam atme ich wieder aus, entspanne mich ein wenig und mache die Augen wieder zu. Vielleicht spüre ich ja gar nichts davon, dass ich mich auflöse und auf einem anderen Planeten, einer andern Zeitschiene wieder zusammengesetzt werde?

Mir wird ein bisschen schummerig. „Fertig!", sagt die Stimme aus dem Off. „Das erste Mal haben Sie geschafft." Ich mache die Augen auf. Über mir hängt der Linearbeschleuniger. Unter mir liegt mein geblümtes Strandtuch. Ich schaue mich um. Ich bin noch da. Ich bin gar nicht aufgelöst. Ich bin nur bestrahlt worden. Zum allerersten Mal.

Aber weiß ich, was noch kommt? Vielleicht geht das gar nicht so schnell mit dem Dematerialisieren? Mit dem Zusammensetzen in einem neuen Leben? Etliche Male muss ich schließlich noch wiederkommen. Vielleicht geht es nur Stück für Stück? Erst der kleine Zeh, dann das linke Bein, der rechte Fuß. Ich gucke an mir runter. Noch ist alles dran und lässt sich bewegen. Tag für Tag dieselbe Prozedur. 36 Mal. Tag für Tag geblümtes Strandtuch auf kalter Liege unter mir und grauer Linearbeschleuniger mit Photonenstrahlen über mir. 36 Mal gebe ich meinen Körper ab. 36 Mal lege ihn wie eine Hülle auf die Liege, vertraue Ärzten, Klinikmitarbeitern und Krebsforschern an, was ich bisher als mein „Ich" betrachtet habe. Mein Köper liegt auf der Liege und lässt sich mit Photonen beschießen. Meine Seele wird dabei immer weniger. Versteckt sich im hintersten Winkel meines Ichs. Droht, verloren zu gehen. „Ich" bin nur noch dieser Körper unter Linearbeschleuniger und Photonenbeschuss. Es ist Krieg. Der Feind wohnt in mir.

Zu Hause stche ich vor dem Spiegel. Sehe eine lange Narbe an der rechten Brust, eine Beule unterm Schlüsselbein, wo sich der Port verbirgt. Mein Oberkörper ist mit roten Linien und schwarzen Punkten bemalt, sie markieren das Bestrahlungsfeld. Mein Kopf ist kahl. Wenn hier einer ein Alien ist, bin das wohl ich. „Wir bestrahlen die Brust von der Seite schräg hinten", hatte die Bestrahlungs-Professorin mir erklärt. „Wir machen einen Plan, da wird alles eingezeichnet, Herz, Lunge, Brust, und dann wird geguckt, aus welchen Richtungen man einstrahlen muss. Diese Felder sind dann am Strahlungsgerät für Sie jeden Tag hinterlegt. Wir strahlen am Arm vorbei und an der anderen Brust vorbei. Wir legen das im Computer so fest, dass die Strahlen so am Herz vorbeizielen." Mein Herz wird bestrahlt? „Nein, das macht man heute nicht mehr. Das würde ihm nicht guttun. Das sind ja auch Gefäße, Herzkranzgefäße, und das könnte dazu führen, dass Sie eher einen Herzinfarkt bekommen als andere Leute. Oder Herzrhythmusstörungen. Die Lunge hier, Sie atmen ja, die wird in so einer kleinen Sichel direkt mitbestrahlt." Lunge mitbestrahlt? Oje, oje, vielleicht ist das mit dem Atmen doch keine so gute Idee? „Wenn da etwas auftreten würde durch die Bestrahlung, merken Sie das an Husten oder Fieber. Dann sofort Bescheid sagen. Auch sechs bis acht Wochen nach der Bestrahlung noch. Auch bei Schwellungen und Lähmungen am Arm. Wenn der Arm plötzlich dick wird, das sollte besser nicht passieren. Aber das ist sehr selten. Also Müdigkeit und Hautrötung, darauf können Sie sich einstellen. Aber mehr ist nicht zu erwarten." „Und sonst? Langfristig?" „Die Rippen können etwas starrer werden an der Stelle, wo sie bestrahlt sind. Wenn Sie einen Autounfall haben und fallen auf den Lenker, dann können die eher brechen." „Osteoporose?" „Nein, das ist anders. Die bekommen Sie erst anschließend. Von der Antihormontherapie." Na, das ist ja mal ein toller Trost. „Machen Sie Kampfsport?" „Kampfsport? Nein. Ich kämpfe nur gegen Tumorzellen. Sollte ich damit anfangen?" „Besser nicht. Wenn man da einen Tritt gegen den Brustkorb abkriegt, sind womöglich gleich zwei, drei Rippen kaputt. Das sollte man nicht machen."

Herzinfarkt, Lunge bestrahlt, Rippenbruch – warum genau mache ich die Bestrahlung nochmal? „Die Wahrscheinlichkeit dafür, dass irgendwo in der Brust nochmal was entstehen würde, wenn man nicht bestrahlt, liegt so bei dreißig Prozent, ein bisschen über dreißig Prozent vielleicht. Und wenn man das jetzt bestrahlt, dann ist das Risiko, dass da irgendwann in den nächsten Jahren noch mal irgendwas kommt, verringert auf fünf bis sieben Prozent."

Manchmal ist die Überzeugungskraft blanker Zahlen beeindruckend.

„Was unter der Bestrahlung sehr häufig ist, ist diese extreme Müdigkeit. Sie bekommen die Bestrahlung, und Ihr Körper repariert in den ersten sechs bis acht Stunden nach der Bestrahlung immer die kaputten Zellen. Die normalen Zellen werden repariert und die Tumorzellen werden abgeräumt. Und immer in diesen sechs bis acht Stunden fühlen Sie sich enorm schlapp. Extrem müde. Es kann auch sein, dass die Brust ein bisschen anschwillt oder es ein Stechen oder Ziehen in der Narbenregion gibt. Die Narbe zieht sich ja zusammen, und durch die Bestrahlung wird dieser Bereich gereizt. Und die Haut kann sich röten. Wie ein Sonnenbrand an der Brust. Das ist nicht angenehm, weil der Arm auch ein bisschen da entlang reibt. Die Haut kann sich auch mal abschälen oder abpellen und nässen oder es kann kleine Bläschen geben. Das muss man dann gut pflegen, weil es unter der Bestrahlung nicht heilt, und man muss gut aufpassen, dass es sich nicht infiziert. Also am besten gleich Bescheid geben, dann geben wir Ihnen Pflegetipps. Wenn eine Rötung da ist, empfehlen wir Schwarzteeumschläge. Und ganz wichtig: keine Seife zum Duschen und kein Deo."

„Kein Deo?" Entsetzt schaue ich aus dem Fenster. „Draußen sind 32 Grad." „Ich weiß. Trotzdem: Kein Deo. Die Zusatzstoffe reizen die Haut zu sehr. Glauben Sie mir, Sie würden es bitter bereuen." Okay, ich werde also stinken. Das ist der Sommer, in dem ich als kahles Stinktier einsam mein Eis in der Eisdiele löffeln werde. Ich sehe schon vor mir, wie die Leute von mir abrücken, sich die Nase zuhalten. Puh … – ich bin kahl, meine Brust ist angeschwollen wie ein Ballon, und ich stinke. Am Ende dieses Sommers werde ich keine Freunde mehr haben. Vielleicht doch dematerialisieren und in einer fernen Galaxie andere Aliens treffen? „Babypuder hilft. Und Duschen mit klarem Wasser ist auch erlaubt", erklärt die Professorin gerade. Okay, vielleicht werden ein, zwei Freunde bleiben. Vor meinem inneren Auge rücken die Leute in der Eisdiele wieder näher. Vielleicht komme ich mal auf Heimaturlaub aus meiner Aliengalaxie vorbei. (Tatsächlich werde ich zu meiner großen Überraschung feststellen, dass ich nur etwa eine Woche lang das Gefühl habe, leicht verschwitzt zu sein. Entweder stinke ich dann nicht mehr oder meine Nase hat sich daran gewöhnt – oder die Leute in der Eisdiele haben allesamt einen Schnupfen.)

Die Professorin blickt in ihre Unterlagen. „Sie bekommen 36 Bestrahlungen. Jeden Tag, immer wochentags. Am Wochenende haben Sie frei. Bei Ihnen war es ja nur ein kleiner Tumor und ohne Metastasen, was eigentlich sehr positiv ist. Und er wurde schnell entdeckt." „Also mir war er groß genug." Groß genug, um mich aus meinem Leben zu katapultieren und in fremde Welten zu versetzen.

„Wie geht's?"

„Wie geht es dir?"

„Gut."

„Echt? Gut?"

„Ich sag immer gut."

„Immer? Wieso?"

„Ich kann doch nicht jedes Mal, wenn mich jemand fragt, sagen: ‚Es geht mir schlecht!'"

„Wieso nicht?"

„Na, wenn ich 25 Mal am Tag sage: ‚Es geht mir schlecht!', dann geht es mir am Abend mit ziemlicher Sicherheit wirklich schlecht."

„Stimmt, dafür muss man nicht Psychologie studieren."

„Eben."

„Und wie geht's dir jetzt?"

„Gut. Und dir?"

„Auch gut."

Marathon und Klavierstunden

„Hast du schon gekündigt?" Zufällig habe ich eine Kollegin im Café getroffen. „Nö, wieso?", frage ich überrascht. „Na ja, ich dachte, dass du jetzt vielleicht etwas Besonderes machen willst, etwas, was du immer schon tun wolltest."

Da ist er wieder: der Freibrief für Krebspatienten. „Tu, was du immer schon tun wolltest!", „Häng deinen Job an den Nagel!", „Brich aus!" „Lass dein altes Leben hinter dir!", lauter Sätze, die suggerieren, ich hätte statt einer tödlichen Krankheit einen Sechser im Lotto. „Flieg doch mal um die Welt und bleib, wo es dir gefällt." Als müsste ich weder Miete noch Rechnungen bezahlen und sei zudem topfit und abenteuerlustig. „So viel freie Zeit – du hast es gut." „Ich an deiner Stelle würde ja …"

Ja klar, monatelang durch ferne Länder reisen, über die Ozeane segeln, irgendwo im Süden eine Strandbar eröffnen, eine Band und ein Kinderhilfsprojekt gründen, die Umweltzerstörung und die Klimaerwärmung stoppen, die Welt retten. Nebenbei vielleicht noch ein paar Klavierstunden nehmen.

Es soll ja sogar Leute geben, die während ihrer Chemo für einen Marathon trainieren oder einen Tanzwettbewerb bestreiten. Ob in Büchern, Zeitschriften oder im Fernsehen: Überall wimmelt es von Krebspatienten, die ganz großartige, sensationelle Dinge tun. Menschen, die, vom Krebs geläutert, ihren Managerposten an den Nagel hängen, nach der Genesung unendlich weise sind und nun sich und allen anderen glauben machen wollen: Krebs? Ach was, alles halb so schlimm! Ich rette kurz diesen Planeten, mein Leben sowieso, das eure noch dazu und – ach ja, nebenbei hab ich mal kurz ein bisschen Krebs. Ich hingegen fühle mich weder großartig noch berufen, anderen Rat zu geben, und schon gar nicht will ich sensationelle Dinge tun. Ich fühle mich meistens einfach elend.

Die Kollegin rührt versonnen in ihrem Cappuccino. „Du könntest ja ...", sagt sie und schüttet einen Löffel Zucker in die Tasse.

Ja, was könnte ich denn? Die Tour de France gewinnen?

Mir ist an manchen Tagen schon der Weg vom Bett zum Bücherregal zu weit. Reicht es nicht, dass ich diesen beschissenen Krebs habe? Reicht es nicht, dass ich versuche, so aufrecht wie möglich hier durchzukommen? Dass ich die Füße hebe, statt zum Kühlschrank zu schlurfen? Soll ich jetzt auch noch Ideale leben, Wünsche realisieren und Träume wagen – die gar nicht meine sind? Häng doch selbst deinen Job an den Nagel, kauf dir selbst ein Flugticket, und tu selbst, was du dich nicht traust! All das möchte ich brüllen, sage aber nichts. Strandbar, Weltreise, das sind doch deine Träume von der Flucht aus dem Alltag. Nicht meine. Ich will gar kein Abenteuer. Ich brauche keine fremden Kontinente, ich bin mir selbst schon fremd genug. Dieses ganze Krise-als-Chance-Gelaber geht mir ganz gehörig auf die Nerven. Manchmal klingt das für mich fast wie: „Also, jetzt hast du schon mal Krebs, mach gefälligst auch was draus!"

Die Kollegin rührt noch immer versonnen in ihrem Cappuccino. „Also ich an deiner Stelle würde ..." Du an meiner Stelle würdest dir jetzt gern eine reinhauen, denke ich; sage aber nichts. Genüsslich schleckt sie den Löffel ab. Sie nickt mir aufmunternd zu. „Jetzt sieh es doch mal ein bisschen positiv", sagt sie. „Jetzt kannst du endlich machen, was du willst." Ihre braunen Augen strahlen mich an. Das hätte ich ohne Krebs aber auch gekonnt. Müde gucke ich sie an: „Ich will aber gar nicht machen, was ich will. Ich will einfach bloß gesund sein."

Auf dem Wochenmarkt

Ich stehe auf dem Wochenmarkt. Schlendere zwischen den
Marktständen hin und her und lasse den Blick schweifen
über grüne Äpfel, orangegelbe Papayas, dunkelrote Kirschen, gelbe und grüne Melonen, dunkelgrüne Gurken und
hellgrünen Lauch, knackfrische, rote Radieschen, gelbe,
rote, grüne und orangefarbene Paprika. Ein Fest für die Augen. Schon während meines Studiums habe ich davon ge-
träumt, einmal über den Markt zu schlendern und überall
von den leckeren Sachen um mich herum kosten und na-
schen zu können, soviel ich mag. Hier ein paar Kirschen,
dort einige Aprikosen, da die Himbeeren. Hmm ... – ich
versinke in der Farbenpracht, meine Hand streichelt eine
Melone. Ich schließe die Augen und rieche den süßen Duft,
stelle mir das orangefarbene Fruchtfleisch vor ... „Hallo!"
Die Melone spricht mit mir? „Hallo!? Sonja?" Die Melone
kennt meinen Namen? Jetzt öffne ich doch mal die Augen.
Vor mir steht Nelly. Wir haben zusammen in Bayern studiert und begegnen uns nun alle Jubeljahre, meistens beim
Einkaufen. Nelly lacht mich an. „Wie geht es dir? Alles okay?"
„Alles okay." „Ich mach grad eine Yoga-Schule auf. Davor hab
ich meinen Job gekündigt. Ist toll – hast du vielleicht Lust,
mal vorbeizukommen?" „Ja, klar. Warum nicht. Kann ich
mal machen. Wo denn?" „Hier um die Ecke, die Straße runter. Und bei dir? Was machst du so?" Etwas verlegen streichle
ich mit einer Hand über meine raspelkurzen Haare. „Ich ...
ich mach grad eine Bestrahlung." „Was?" Nellys Augen werden groß und rund, ihr Mund geht auf. „Davor hab ich eine
Chemotherapie gemacht." Nun steht ihr der Mund weit offen. Erschrocken blickt sie mich an. „Wieso?" „Ich hatte
Brustkrebs." „Scheiße." „Ja. Scheiße." „Meine Tante ist ja auch

dran gestorben." Auch? Hat sie gerade ‚auch' gesagt? Ich gucke sie an, atme tief durch und sage: „So. Und jetzt sagst du den Satz bitte noch mal ohne ‚auch'." „Was?" „Jetzt sagst du den Satz bitte noch mal ohne ‚auch'." Brav wiederholt sie: „Meine Tante ist daran gestorben." „Oh", sage ich. „Das tut mir sehr leid für deine Tante", drehe mich um und lasse sie stehen. Zu Hause stelle ich fest, dass ich die Melone noch immer in der Hand halte.

Der Freund ist weg

Der Freund ist weg.

Der Boden unter meinen Füßen auch.

Natürlich ist das Ende einer Beziehung immer traurig. Vermutlich gibt es kaum einen Weg, eine Beziehung „gut" zu beenden. In der Situation, in der wir uns befanden, war es ungleich schwerer. Sie im Nachhinein in Frage zu stellen oder ihren Wert für mich zu leugnen, ist nicht der Weg, den ich gehen möchte. All die Gründe, warum diese Beziehung wohl scheiterte, sind zu persönlich und zu traurig, als dass ich sie hier schildern wollte. Vielleicht wäre sie auch ohne meine Krebserkrankung in die Brüche gegangen. Vielleicht eher, vielleicht später – wer weiß das schon. Es ändert nichts an ihrem Ende. Meinetwegen hätte diese Beziehung nicht zu Ende gehen müssen. Nicht zu diesem Zeitpunkt und nicht auf die Art, wie sie es tat. Doch irgendwann hatte ich das Gefühl, ich müsse dem Schmerz und der Qual, die wir uns gegenseitig zufügten, ein Ende bereiten. Ich spürte, dass wir es nicht schaffen würden zu reflektieren, was da mit uns geschah. Dass uns die Worte und wohl auch die Fähigkeit fehlten, dies gemeinsam durchzustehen – um einander näherzukommen, anstatt einander fremd zu werden.

Irgendwann hatte ich das Gefühl, ich müsse mich schützen. Schützen vor weiteren Verletzungen, die mir willentlich oder unwillentlich zugefügt wurden, mich auf mich selbst konzentrieren, um heil und gesund zu werden. Welchen Schaden der Freund in dieser Zeit nahm, welche Hilflosigkeit und Verzweiflung, welchen Druck er angesichts seines immer wieder beteuerten „Ich bleibe bei dir" spürte, wann die Erkenntnis, dass er sein Versprechen nicht würde halten können, erst in Wut, dann in Kälte umschlug – ich kann es nur vermuten. Irgendwann habe ich die Tür einen klitzekleinen Spalt breit geöffnet – nicht ahnend, mit welcher Wucht er durch sie hindurchstürmen und fliehen würde.

Wöchentliche Routineuntersuchung beim Hausarzt. Er fragt mich, warum ich so elend aussehe. „Der Freund ist weg." Er kann es nicht glauben. Ich auch nicht. Ich bin mir sicher, er kommt zurück. Der Arzt verordnet mir Tapetenwechsel. Ich fahre für ein paar Tage nach Holland. Ans Meer. Für drei Tage ist meine Freundin aus Kindertagen mit ihrem Mann und ihrer kleinen Tochter in derselben Pension. Es ist wunderbar! Ich fühle mich nicht mehr so hundeelend. Es gefällt mir so gut, dass ich alleine noch ein paar Tage dranhänge. Ich leihe mir ein Fahrrad und radle jeden Tag ans Meer. Ich radle durch zum Strand und durch die Dünen. Sechs Kilometer hin, frische Meeresluft atmen, ein paar Stunden schlafen im warmen, weichen Sand, dann wieder sechs Kilometer zurück. Ich brauche den ganzen Tag dafür. Zwischendrin muss ich absteigen und schieben oder eine Rast einlegen. Dann wieder radeln. Das tut gut, hilft gegen die tauben Chemofüße. Ich radle und radle, Düne rauf, Düne runter, unendlich langsam, noch immer fehlt mir jede Kraft.

Es dauert ewig. Doch es tut gut. Ich schöpfe Mut, und ich bin zuversichtlich. Vielleicht wird doch noch alles gut, bestimmt kommt der Freund zurück. Wir haben telefoniert. Nach einer Woche fahre ich nach Hause. Und falle schon auf der Zugfahrt in ein tiefes Loch.

Ich sitze im Zug von Amsterdam nach Frankfurt. Seit Stunden laufen mir Tränen über das Gesicht. Ich lese das Buch „Zwei Schmetterlingsfrauen. Leben und Lieben mit Brustkrebs". So vieles davon kommt mir so bekannt vor. Dieselben Gedanken, Gefühle und Ängste. Kann ich je wieder glücklich sein? Werde ich je wieder aus vollem Herzen lachen können? Lieben können? Werde ich je wieder jemanden so sehr lieben können wie den Freund? Er fehlt mir so. Wird mich je wieder jemand lieben? Werde ich mich je wieder sexy finden? Mit der riesigen Narbe auf der Brust, der kleineren, nicht weniger unschönen Narbe am Schlüsselbein, dort, wo der Port drinsteckte? Ich sehe aus dem Fenster. In der Scheibe spiegelt sich mein Gesicht, die kurzen Stoppeln auf meinem Kopf. Tränen rinnen über mein Gesicht. Ich lese auf meinem iPhone eine E-Mail von meinem alten Studienkumpel Jens. Er schreibt, er mache sich Sorgen um mich. Ja, die mache ich mir auch. All die Zuversicht und der leise Hoffnungsschimmer sind wohl am Meer geblieben. Der Zug ruckelt und hält auf freier Strecke. Ist jemand davor gesprungen? Vor den Zug werfen? Das tut doch sicher höllisch weh. Eher mit Schlaftabletten. Ich gehe durch den Zug. Mir tut der Bauch weh. Und mir ist schlecht. Am Ende des Zuges, im letzten Abteil, kann man hinten raussehen, kann die Schienen des zurückgelegten Weges sehen. Bis zum Horizont. „Bis zum Horizont und weiter" – wer hat das gesungen? Oder war das ein Film? Weiß ich jetzt gerade nicht. Mir fällt auch ein Spruch ein, den ich vor vielen Jahren einmal irgendwo gelesen habe. „Wenn man im Zug sitzt, entgegen der Fahrtrichtung, und nach hinten sieht, sieht man die Vergangenheit." Deswegen habe ich mich immer in Fahrtrichtung gesetzt. Damit ich in die Zukunft blicke. Nun schaue ich auf die Schienen und finde den Blick zurück schön.

Irgendwann gehe ich ins Bordbistro. Setze mich hin und bestelle einen Tee. Wieder fließen die Tränen, ich kann nichts dagegen tun. Ganz leise rinnen sie mir einfach aus den Augen. Weiter und immer weiter. Meine Augen weinen mich. Wasser, das aus meinen Augen läuft. Ich kann es nicht abstellen. Ob das je wieder aufhört? Der Kellner bringt mir den Tee. Fragt, ob alles in Ordnung ist. Ich nicke. Er beugt sich zu mir, sieht mir ins Gesicht. „Wirklich?" Was soll ich ihm sagen? Ich habe Brustkrebs. Ich habe Angst. Ich habe Angst, dass der Krebs zurückkommt, ich habe Angst vor dem Leben, ich habe Angst vor allem. Mein Freund ist weg. Ich überlege, ob tot sein vielleicht besser sein könnte als all dieser Schmerz und diese Angst.

Vermutlich würde ihn das umhauen. Was könnte er tun? Ich schaue aus dem Fenster. Der Kellner kommt zurück, er bringt mir ein paar kleine Hanuta und legt sie lächelnd neben meine Tasse Tee. Wie schön! Liebe Menschen gibt es überall. Sogar im ICE, wer hätte das gedacht? „Danke", sage ich, nicke, „ja, ja, alles in Ordnung." Der Tee tut gut. Morgentau. Den habe ich auch getrunken, als ich damals mit dem Freund nach Hannover gefahren bin. Zu dem Konzert seiner Lieblingsband. Unser erstes gemeinsames Wochenende. Das Wochenende, an dem ich mich in ihn verliebt habe. Ich schlucke, die Tränen werden zu einem Sturzbach.

„Und tschüss!"

Auf meiner Suche nach Trost rufe ich Kathrin an. Sie hat mich nach der Diagnose aufgefangen, mich mit Himbeertörtchen am Krankenbett überrascht, mir Mut und Zuversicht gegeben, mich zum Lachen gebracht und mir die Füße massiert. Sicher hat sie auch diesmal einen Rat. „Der Freund ist weg." „Das ist ja mal ein Mann zum Heiraten!" „Was?" „Sei froh, dass du den los bist!" „Bin ich aber nicht", schluchze ich in den Hörer. „Was soll ich denn jetzt machen?" „Ich sag dir jetzt mal was", antwortet sie: „Jeder hat sein Päckchen zu tragen – und du kannst nicht erwarten, dass dir jemand dabei hilft." „Bitte was?" „Das da ist dein Päckchen – sieh zu, wie du damit klarkommst. Lass mich in Ruhe." „Was?" „Ruf mich nicht mehr an." „Aber ..."

Sie hat schon aufgelegt.

Verdattert starre ich das Handy an. Laut tutet das Signal der unterbrochenen Leitung.

Was war das denn jetzt?

Das kann doch alles nicht sein.

Zwei Tage später bin ich mir sicher, dass ich sie falsch verstanden habe. Ich bin überzeugt, dass dieses Telefongespräch ein riesiges Missverständnis war. Sie kann nicht gesagt haben, was ich gehört habe. Mit Sicherheit habe ich sie falsch verstanden. Vielleicht hatte sie einen schlechten Tag und wollte einfach an diesem einen Tag ihre Ruhe haben. Und bestimmt war ich zu empfindlich. Sicher war ich zu empfindlich. Ja, so wird es gewesen sein. Ich rufe sie nochmal an.

„Jaa??" „Hallo Kathrin, ich bin es. Ich wollte nochmal kurz ..." „Was?" „Also – ich ..., also ..." „Ich hatte doch gesagt ..." „Also, ich glaub, ich hab dich da irgendwie falsch verstanden, ich ..." „Hast du nicht." „Was?" „Hast du nicht."

„Du meinst wirklich, ich soll dich nicht mehr anrufen?" „Ja." „Aber warum?" „Ruf mich nicht mehr an, und komm auch nicht vorbei." „Nie mehr?" „Nie mehr." „Aber ..." „Nichts aber."

„Aber ich ..." „Ist mir egal." „Ich weiß jetzt gar nicht, was ich sagen soll ..." „Nichts. Tschüss."

So also wirft man eine Freundschaft weg.

War das überhaupt eine Freundschaft, wenn einer von beiden sie einfach so in Stücke haut? Ich weiß es nicht. Und ich weiß auch nicht, ob ich das überhaupt wissen will.

Wer stellt da eigentlich gerade mein Leben auf den Kopf? Das gibt es doch alles gar nicht. Warum geht hier gerade alles zu Bruch? Gesundheit, Beziehung, Lebensplan, Freundschaft. Alles für sich wär ja schon ein Brocken – aber alles zusammen? Das kann doch alles gar nicht sein.

Ich rufe Frederike an.

„Ich wollte nur mal fragen, ob du vielleicht eigentlich auch nicht mehr mit mir telefonieren möchtest?"

„Spinnst du?"

Ich erzähle ihr von meinen Telefonaten mit Kathrin.

„Spinnt die?"

„Also, wenn du vielleicht auch lieber nur gesunde Freundinnen haben möchtest – dann sag es mir besser gleich."

„Ich glaub du spinnst!"

Taxi-Sascha

Das Taxi flitzt durch die Stadt. Der Fahrer jagt quer durch die Stadt von einer roten Ampel zur nächsten. Wir rasen vom Zahnarzt zum Krankenhaus.

Die Ärzte planen eine Behandlung, für die meine Zähne tipptopp in Ordnung sein müssen. Andernfalls droht eine Kiefernekrose, der Kiefer könnte absterben. Zumindest Teile davon. Um das zu verhindern, sollen alle Zähne, die eventuell in den kommenden fünf Jahren Ärger machen könnten, saniert werden. Aus diesem Grund war ich eben beim Zahnarzt. Ich kannte ihn nicht, er war mir vom Krankenhaus empfohlen worden, ein Landsmann meiner Krebsärztin. Der Zahnarzt lässt meinen Kiefer röntgen. Als die Arzthelferin mir den schweren Bleikittel umlegt, stehe ich stumm da, ich habe das Gefühl, das Gewicht der Bleiweste erdrückt mich. Tränen fließen über meine Wangen. „Huch", sagt die Arzthelferin. „Ist schon okay", nuschle ich. Ich bin es einfach leid, meinen Körper durchleuchten, in irgendwelche Apparate stecken oder begutachten zu lassen. Es ist genug. Ich will einfach mal fünf Wochen keinen Arzt mehr sehen.

Der Zahnarzt betrachtet die Röntgenbilder, stellt mir für die nächsten Wochen vier bis fünf Wurzelbehandlungen in Aussicht und legt seine Stirn in Falten. Er hebt das Röntgenbild in die Höhe und sagt: „Da ist noch was." „Was?", sage ich müde. Wurzelbehandlung Nummer sechs? Oder sechs und sieben? Der Zahnarzt tippt auf eine helle Stelle im Unterkiefer. „Das hier!" „Ja?" „Also – das muss jetzt nichts Schlimmes sein. Aber ... – bei Ihrer Krankengeschichte ..." „Was?", frage ich leicht gereizt. „Also, ich will Ihnen ja jetzt keine Angst machen ..." „Was ist?" Meine Stimme klingt seltsam schrill. „Also, das hier, das könnte schon 'ne Metastase sein ..." Er deutet auf einen weißen Fleck. „BITTE WAS?", kreischt meine Stimme. Panik. „Jetzt machen Sie sich mal keine Sorgen", sagt der Zahnarzt. „Keine Sorgen machen?" Inzwischen kreische ich hysterisch. „Vielleicht machen Sie einfach nochmal eine

Biopsie bei einem Kieferchirurgen." „Biopsie? Beim Kiefer-chirurgen?" „Ja, der stanzt Ihnen ein Stück aus dem Kiefer, und das wird dann untersucht." Ein Stück aus dem Kiefer stanzen? Ich habe das Gefühl, unter meinen Füßen rutscht der Boden weg. Der Zahnarzt drückt mir eine Visitenkarte in die Hand. „Das ist ein guter Bekannter von mir und ein Kie-ferchirurg", sagt er. Ein guter Kieferchirurg wäre mir lieber. „Da gehen Sie jetzt mal hin."

Nein. Da gehe ich jetzt nicht mal hin. Ich steige jetzt in das Taxi, das vor der Arztpraxis auf mich wartet, und lasse mich direkt zum Krankenhaus fahren. Die täglichen Fahrten zur Bestrahlung haben mir einen persönlichen Taxifahrer be-schert. Er fährt mich Tag für Tag zum Krankenhaus, wartet während der Bestrahlung dort auf mich und kutschiert mich anschließend wieder nach Hause. Der „Taxi-Sascha", wie er sich selber nennt, kommt aus der Ukraine, fährt Taxi, um sei-ner Tochter das Auslandsstudium zu finanzieren, und trägt jeden Tag dieselbe Hose. Bluejeans mit Ledereinsatz auf den Oberschenkeln. 36 Bestrahlungen, 36 Fahrten mit Taxi-Sa-scha und seiner Lederjeans. Auf der Hinfahrt plaudern wir, auf der Rückfahrt bin ich meist zu müde. Dann plaudert nur er, bringt mich zum Lachen. Bevor ich mich hundemüde zur Wohnungstür schleppe, sagt er: „Tschuss, schone Frau! Bis morgen!"

Heute ist nix mit „schoner Frau", heute sitzt die „schone Frau" neben ihm im Taxi und heult. Sorgenvoll blickt Taxi-Sascha mich an. „Und was, wenn es gar nicht so schlimm ist?" „Metastasen?", schluchze ich. „Metastasen sind schlimm." Taxi-Sascha drückt aufs Gas. Die Ampel vor uns springt um, er huscht bei Rot darüber. Er rast durch die Stadt. Überholt links und rechts, ignoriert rote Ampeln. Vielleicht könnte er ja direkt auf den Laster vor uns brettern? Mir wär es recht. Ich schluchze. Kein Taschentuch dabei. Scheiße. „Metastasen!", hallt es in meinem Kopf. „Metastasen!" Sorgenvoll blickt Taxi-Sascha mich an. Ausnahmsweise hat er doch mal an einer roten Ampel halten müssen. „Metastasen?" Er guckt mich an. „Metastasen sind 'ne ganz andere Hausnummer", sage ich und schniefe in meinen Ärmel. „Ja", sagt Taxi-Sascha. „Warum?" „Bisher war immer von Heilung die Rede", schluchze ich. „Bei Metastasen wird man nicht mehr gesund." Erschrocken guckt der Taxi-Sascha mich an. Dann gibt er richtig Gas. Mit quietschenden Reifen flitzt er durch die Stadt, als könne er den Metastasen mit seinem Taxi davonjagen. Wenn man bei einem Verkehrsunfall stirbt, sind Metastasen auch egal, denke ich. Auf jeden Fall werde ich jetzt so schnell wie irgend möglich ins Krankenhaus kommen – entweder mit diesem Taxi oder im Krankenwagen mit Blaulicht. Überraschenderweise kommen wir heil am Krankenhaus an. „Ich warte!", sagt Taxi-Sascha. Ich nicke und mache mich auf den Weg in den Keller des Krankenhauses, ins Bestrahlungszentrum. Ich habe keine Ahnung, an wen ich mich wenden soll. Im Gang kommt mir die Professorin entgegen. „Was ist denn mit Ihnen los?", fragt sie, als sie mein tränenüberströmtes Gesicht sieht. „Ich war grad beim Zahnarzt, der sagt, ich hab Metastasen!" „Wie bitte?" Irritiert blickt sie mich an. „Der Zahnarzt?" Ich nicke, schluchze, schniefe. „Jetzt kommen Sie erst einmal mit." Sie führt mich in ein Zimmer, wo ich ihr erzähle, was passiert ist. Sie ruft einen Kollegen hinzu. Auch er ist besorgt. „Das hier ist kein Spaß", sagen ihre Mienen. „Haben Sie die Röntgenbilder dabei?" „Nein." Ich Trottel! Die Professorin greift zum Hörer, will den Zahnarzt anrufen und ihn um die Zusendung der Bilder als E-Mail bitten. „Die Praxis ist geschlossen", tönt der

Anrufbeantworter durch den Hörer. Ratlos sehen wir uns an, der Arzt macht sich hektisch am Computer zu schaffen. „Wir schauen uns jetzt mal das Knochenszintigramm an, das wir von Ihnen gemacht haben. Wenn da was wäre, müsste man es eigentlich drauf sehen." Die beiden recken ihre Hälse vor den Bildschirm, ich hocke stumm daneben und beiße meine Unterlippe blutig. Irgendwann wenden sie sich wieder zu mir. „Wo soll das gewesen sein?" Ich deute auf meinen Unterkiefer. „Hier, genau in der Mitte." Die Ärzte gucken wieder auf den Bildschirm. „Das, was wir da sehen, könnte auch eine Verwachsung sein." Ich habe drei Fragezeichen im Gesicht. „Hier ist ein kleiner weißer Fleck", sagt die Professorin. „Auf dieser Aufnahme kann man das nur schlecht erkennen. Um ganz sicher zu sein, müssen wir eine Computertomographie machen. Wollen Sie das?" Ich nicke. Ich fühle mich schwach. Sie greift zum Hörer, telefoniert, blickt mich an und sagt: „Das geht leider erst am Dienstag." D-I-E-N-S-T-A-G? „Heute ist Freitag", sage ich matt. Wie soll ich das denn aushalten? „Heute ist es zu spät und am Montag wird das Gerät gewartet." Mitfühlend sieht die Professorin mich an. „Können Sie irgendwo hin?" Ich schüttele den Kopf. „Ich muss ja Montag zur Bestrahlung." Sie seufzt. „Ich bin ziemlich sicher, dass das keine Metastase ist", sagt sie. „Aber es ist was?", werfe ich ein. „Also, da ist ein kleiner weißer Fleck. Eine Metastase wäre ein dunkler Fleck. Da wäre ein Loch, wenn das eine Metastase wäre. Wir gucken uns das am Dienstag genau an." „Können Sie ausschließen, dass das eine Metastase ist?", frage ich. Die Professorin und der Arzt sehen sich an. „Um es auszuschließen, machen wir am Dienstag das CT."

Wenn ich mich später an die kommenden Tage erinnere, sehe ich mich lediglich heulend auf dem Sofa sitzen. Vermutlich habe ich auch gegessen und geschlafen, aber ich weiß es nicht mehr. Ich weiß noch, dass ich einmal meine Jacke anziehe und zum Freund will. An der Wohnungstür fällt mein Blick in den Spiegel. Was, wenn er meinen verheulten Anblick nicht ertragen kann? Wenn er mich wieder wegschickt? Was mache ich dann? Als ich feststelle, dass ich es nicht ausschließen kann, mich in diesem Fall vor die nächste Straßenbahn zu werfen, ziehe ich meine Jacke wieder aus und bleibe zu Hause. Sicher ist sicher.

Irgendwann ist Dienstag. Irgendwann liege ich mit dem Kopf im Computertomograph. Irgendwann steht die Professorin vor mir. Sie schwenkt ein Röntgenbild und strahlt mich an: „Alles in Ordnung!"

„Keine Metastasen?" „Keine Metastasen!", antwortet sie. „Ich hatte es mir gleich gedacht. Wenn Sie bereits Metastasen im Kiefer hätten, hätten sie überall welche, das hätte man auf dem Knochenszintigramm längst gesehen." Erleichtert schaue ich sie an. Mit einem riesigen Poltern fällt mir ein ganzes Alpenmassiv vom Herzen. „Danke", sage ich. Schon wieder Tränen. Die Professorin lächelt. „Was für ein Schreck", sagt sie. „Aber es scheint mir eher so, als habe Ihr Zahnarzt noch nie eine Metastase gesehen."

In der Kirche

Meine Suche nach Halt führt mich in die Kirche. Sonntagsgottesdienst. Die Kirche ist hell und kühl, erfüllt von Orgelmusik und Kerzenlicht. Sonne blitzt durch die farbigen Glasfenster und wirft bunte Muster auf den Boden. Etwas verloren sitze ich auf der Kirchenbank. Blicke auf das schlichte Holzkreuz, die letzten Orgeltöne verklingen. Die Pastorin spricht von Nächstenliebe und vom Miteinander. Sie liest aus der Bibel und beginnt mit ihrer Predigt. Es kommt mir vor, als sei die eigens für mich gemacht. Es geht um Menschen, die in höchster Not sind, Menschen, die krank, alt, allein und einsam auf der Suche nach Trost verloren durch die Gegend stolpern. Genauso komme ich mir vor. Durch die Gegend stolpernd. Meine Augen füllen sich mit Tränen. „Aber alt bist du nicht!", sagt eine Stimme in mir leise. „Aber bald", antworte ich ihr traurig. Die Ärzte wollen mich demnächst mit Medikamenten künstlich in die Wechseljahre versetzen – damit der Krebs nicht wieder zu wachsen beginnt. „Ach komm", sagt die Stimme wieder. „Vielleicht wird es gar nicht so schlimm." „Nicht so schlimm?", frage ich verzweifelt zurück. „Wechseljahre sind Wechseljahre. Und Wechseljahre sind alt." „Stimmt", sagt die Stimme leise und verstummt. Ich starre auf die bunten Muster, die die Sonnenstrahlen auf den Kirchenboden malen. Dann sehe ich mich plötzlich als alte Frau einsam auf der Holzbank sitzen. Meine Augen ertrinken in Tränen.

„Es ist so einfach und oft so bitter nötig, dem Nächsten das Menschlichste, das Allermenschlichste zu tun", sagt die Pastorin gerade.

Meine Augen laufen über, Tränen tropfen in meinen Schoß. Der Freund weg, mit ihm der Traum vom großen Glück. Die Freundin weg. Was mache ich hier? In dieser Stadt, in die ich nur wegen meines Jobs gezogen bin. Die mir kein Glück gebracht hat. In der ich mich seit Jahren zwar hin und wieder ganz wohl, nie aber zu Hause gefühlt habe. Wie geht es denn nun weiter mit meinem Leben? „Es gibt immer einen Ort, an den man gehen kann", sagt die Pastorin gerade. Gott sei dieser Ort.

„Na, siehste", sagte die leise Stimme wieder in mir. „Alles richtig gemacht." Ich versuche mich an einem Lächeln und wische mir mit dem Handrücken die Tränen weg. Dass ich auch nie ein Taschentuch dabei habe, wenn ich eins brauche. Aufmerksam folge ich dem Rest der Predigt. „Das Menschlichste, das Allermenschlichste tun", sagt die Pastorin gerade wieder. „Das kann eine Hand sein, einem Fremden gereicht, eine Schulter zum Anlehnen, dem, der sie braucht." Meine Augen füllen sich wieder mit Tränen. Die Pastorin predigt. Ich heule. Tränen überall. Vielleicht kann ich auf ihnen davonschwimmen? Mich einfach fortspülen lassen, in ein neues, besseres Leben? Die Pastorin predigt weiter. Ich heule weiter. Ich habe das Gefühl, sie blickt mich direkt an, als sie sagt: „Dem, der um Hilfe bittet, wird Hilfe gegeben werden, wer Trost braucht, dem wird Trost zuteilwerden." Ich schniefe, sie predigt. Gott sei der richtige Ansprechpartner für alle Schäfchen in Not, seine Stellvertreter diejenigen, die ihren Nächsten das „Menschlichste, das Allermenschlichste" gäben. Der Mensch müsse nur vor Gott treten und ihn bitten, schon sei ihm geholfen. Sie redet von Jesus, von Menschen, die ihn um Hilfe baten – und davon, dass jeder von uns diese Hilfe, diesen Dienst an seinem Nächsten Tag für Tag mit vollbringen könne. Ich starre vor mich hin. Tränen tropfen in meinen Schoß. Ein ganzer See aus Tränen. „Ohne große Worte", sagt die Pastorin gerade, „mit einer kleinen Geste, einer Umarmung oder – einem Taschentuch." Huch! Ich sehe hoch, ihr Blick ruht auf mir. Sie lächelt mir zu. „Eine Umarmung, eine Schulter zum Ausweinen. Wer bittet, dem wird gegeben", sagt sie. „Häufig ist es nur der erste Schritt, den es braucht, um die Liebe Gottes zu erfahren, der erste Schritt, der den Nächsten dazu bewegt, das Menschlichste, das Allermenschlichste zu tun." Orgelmusik. Ich heule. „Vater unser, der du bist im Himmel …" Ich heule. Wieder Orgelmusik. Ich heule immer noch.

„Ich glaube an Gott, den Allmächtigen ..." Ich heule weiter. Die Orgel orgelt. Die Gemeinde singt. Ich heule. Irgendwann ist der Gottesdienst zu Ende, der Organist spielt ein letztes Lied, die Menschen um mich herum stehen auf und gehen hinaus. Auf die wartet jetzt ein Sonntagsbraten, ihre Familie, Freunde, die Sonne. Ich hocke da, die Unterarme auf die Beine gestützt, und starre zusammengesunken vor mich hin. Irgendwann ist die Kirche leer, der letzte Orgelton längst verklungen. Ich blicke durch die leere Kirche, zwinge mich zum Aufstehen. Ich fühle mich trostlos und leer. Gerade als ich neben die Bank trete und mich dem Ausgang zuwende, kommt mir die Pastorin entgegen. Sie bleibt vor mir stehen und sieht mich fragend an: „Geht es Ihnen gut?" Ich will antworten, meine Stimme ertrinkt in einem neuen Sturzbach aus Tränen. Stumm schüttele ich den Kopf. „Das Allermenschlichste dem Allernächsten tun", klingen ihre Worte aus der Predigt in meinem Ohr. Sie steht vor mir. Vielleicht nimmt sie mich einfach in den Arm? Überrascht stelle ich fest, dass ich das schön fände. Tröstend. Meine Augen finden ihren Blick nicht. „Hilf mir doch", flehe ich sie innerlich an. „Bitte!" „Den ersten Schritt tun", klingen ihre Worte aus der Predigt in mir nach. „Kann ich etwas für Sie tun?", fragt sie mit gepresster Stimme. „Nehmen Sie mich einfach in den Arm", möchte ich rufen und mich wie ein kleines Kind in ihre ausgebreiteten Arme werfen. Ihre Arme sind aber gar nicht ausgebreitet. Also sage ich nichts und werfe mich auch nirgendwo hin. Stumm stehe ich vor ihr. Kämpfe mit den Tränen. „Können Sie ... – können Sie das tun, wovon Sie gerade eine Stunde lang gesprochen haben?", frage ich sie. Mein Gott, bin ich verzweifelt. Verständnislos blickt die Pastorin mich an. Ich gebe mir einen Ruck: „Können Sie mich vielleicht bitte einfach mal kurz in den Arm nehmen? Bitte." Sie tritt einen Schritt zurück. Guckt mich an. Verständnislos. „Ich habe Brustkrebs, mein Freund hat mich verlassen, vielleicht habe ich Metastasen. Mein Leben ... ich ... ich habe Angst", stottere ich. Schon wieder steigen mir Tränen in die Augen. Schon wieder Wasser im Gesicht. Hört das denn nie auf, mit dieser Heulerei? Ich muss schlucken. Sie weicht noch einen Schritt zurück. Hallo? Habe ich Aussatz oder was? Die Pastorin hält mir ihre ausgestreckte Hand entgegen. Ich starre sie an. Eine entgegengestreckte Hand? Ist das alles? Wo sind denn jetzt all die schönen Empfehlungen aus ihrer Predigt? War das alles nur leeres Gerede für die Sonntagspredigt? Ist sie so schnell überfordert? Bin ich zu viel? Zu schrecklich? So furchtbar, dass ich mich niemandem mehr zumuten kann mit meiner Angst, meinem Schmerz? Sie streckt mir die Hand, fast ab-wehrend, entgegen. „Ich werde für Sie beten", sagt sie, mit versteinerter Miene.

Ich gehe nach draußen. Lasse sie stehen. Ihre ausgestreckte Hand hängt noch in der Luft. Nie zuvor habe ich mich so al-lein, so einsam gefühlt.

Ich sitze wieder beim Hausarzt, der Freund ist immer noch weg, die kurze Erholung aus Holland längst flöten. Der Arzt sagt, es reicht. Ich sähe aus, als hätte ich seit Tagen weder ge-gessen noch geschlafen. Er hat recht. Ich gehe zwar noch ein-kaufen, auf den Markt, das gefällt mir noch immer, all das fri-sche Obst, das leckere Gemüse. Aber ich habe keine Kraft mehr, mir das Essen auch zuzubereiten. Essen kaufen ja, Es-sen kochen nein. Viel zu anstrengend. Nach ein paar Tagen schmeiße ich den schlappen Salat und die schrumpeligen Möhren in den Müll. Außerdem fange ich an, dumme Sachen zu machen. Ich gehe, ohne nach rechts oder links zu blicken, über die Straße und denke, es ist doch sowieso egal. Ich weiß nicht mehr, wohin mit mir. Ich bin so unendlich müde. Leer. Erschöpft. Traurig. Ich bin ein See voller Traurigkeit. Und doch kann ich nicht mehr weinen, nicht mehr essen, nicht mehr schlafen. Ich warte auf die Reha, doch bis zu deren Beginn sind es noch sechs Wochen. Bis dahin bin ich vermutlich verhungert oder vors Auto gelaufen. Der Arzt schickt mich in eine Klinik.

7. Schwarzwald-Klinik

„Die Liebe ist eine Himmelsmacht"

Warm ist es. Müde bin ich. Ich sitze im Garten der Schwarz-wald-Klinik und bin geschafft. Heute Mittag bin ich mit dem Zug hier angekommen. Dreieinhalb Stunden Zugfahrt. Taxi-Sascha hat mich zum Bahnhof gefahren. Er hat gelacht, als ich ihm erzählt habe, dass mein Hausarzt mich in eine psychoso-matische Klinik im Schwarzwald geschickt hat und mir etwas unwohl bei dem Gedanken sei. „Schatzchen, musst du nicht traurig sein. Keine Angst vor Schwarzwald-Klinik. Ist sicher lustig bei Verruckten. Wann es dir nicht gefällt, ruf mich. Hol ich dich ab." „Echt wahr?" „Sofort!" „Das ist im Schwarzwald." „Mein Taxi fahrt auch in schwarzen Wald." „Das ist aber weit." „Macht nix. Machen wir halbe halbe."

Schade, dass er mich nicht gleich hinfahren kann.

Dreieinhalb Stunden Zug fahren. Mit einem Riesenkoffer und mindestens genauso vielen Erwartungen komme ich am Bahnhof an. Als ich auch dort ins Taxi steige, wünsche ich mich in einen Woody-Allen-Film. In einem Traum blickte mich jetzt der Taxi-Sascha durch den Rückspiegel an. Ich nenne dem Fahrer Namen und Adresse der Klinik und über-lege, was der jetzt wohl denkt. „Oh, schon wieder 'ne Irre?" Bei der Größe meines Gepäcks muss er denken, ich bliebe gleich ein halbes Jahr. „Sind Sie Ärztin?", reißt der Fahrer mich aus meinen Gedanken. Vorsichtig schüttele ich den Kopf und schaue schweigend aus dem Fenster.

Die Klinik ist hell und freundlich. Kein bisschen Kranken-haus, eher ein bisschen Hotel. Aber auch nicht richtig – vielleicht wie ein Sanatorium, aber nicht so steril. Ich setze mich in eine Sitzgruppe und warte. Am Eingang steht ein Mann, Anfang vierzig, offenbar auch ein Patient. Er guckt genauso skeptisch wie ich. Schüchtern lächeln wir uns an. Später werde ich erfahren, dass er Markus heißt und auch gerade angekommen ist. Warum der wohl hier ist?

Aufnahme an der Rezeption, Überweisungsschein vorlegen, Formulare ausfüllen, organisatorischen Krempel erledigen. Die nette Dame an der Anmeldung lächelt mich an, schnappt sich einen Schlüssel. „Dann zeig ich Ihnen mal Ihr Zimmer." Sie guckt auf den Zimmerschlüssel, stutzt, geht nochmal zurück zur Anmeldung, blättert in ihren Unterlagen, zuckt mit den Schultern und grinst mich breit an. „Ich hab nochmal geguckt, aber das Zimmer ist richtig, Sie kriegen ein großes Zimmer, eigentlich für Ehepaare. Das wird Ihnen gefallen." Sie hat recht. Das Zimmer ist riesig, hell und freundlich. „Kommen Sie erst einmal an. Wenn Sie Fragen haben, die Rezeption ist rund um die Uhr besetzt." Die Tür schließt sich hinter mir. Ich sehe mich um: Ein Bett, ein Schreibtisch, ein Flat-Screen-TV, zwei Kleiderschränke – sehr praktisch, da kann ich glatt meinen ganzen großen Koffer auspacken – und ein kleines Bad.

Das Telefon klingelt. Telefon? Wo steht denn das? Ah, auf dem Hocker. Ich soll um 16 Uhr zur Vorstellung zu Professor Kohlheber kommen. Uff.

Bis dahin ist noch etwas Zeit. Ich lege mich aufs Bett. Ganz schön weich. Erst mal Koffer auspacken. Koffer auspacken? Och nö. Vielleicht bleib ich ja doch gar nicht so lang. Hmmm – na vielleicht doch. Ich fange ganz langsam an. Erst mal die eine Hälfte vom Koffer. Das reicht ja vielleicht fürs Erste. Nach ein paar T-Shirts kommt die Tafel Kinderschokolade zum Vorschein, die meine Freundin Mareike mir vor der Abfahrt geschenkt hat. Ein kleiner Gruß von zu Hause. Wie schön! Versonnen lasse ich ein Stück Schokolade auf der Zunge zergehen.

Dann auf zu Professor Kohlheber. Warten vor der Zimmertür. Die Tür geht auf, vor mir steht ein lächelnder alter Herr. Freundliche Augen, graue Haare, heller Leinenanzug. Falten. Im Anzug. Und im Gesicht. Professor Kohlheber bittet mich in sein Zimmer. Dunkle Holzmöbel, zwei dunkle Plüschsessel. Ich setze mich auf einen der schokobraunen Sessel, sacke tief in die Kissen und versinke fast zwischen den hohen Lehnen. Ob ich hier je wieder rauskomme? Der Sessel ist so weich, die Lehnen so hoch. Professor Kohlheber setzt sich in den Sessel neben mich, sieht mich lächelnd an und kramt erst einmal ausgiebig in seinen Papieren. „Warum sind Sie hier?", fragt er schließlich. Ich schlucke. Er sieht nett aus. Mit interessierten Augen blickt er mich an. Ihm soll ich jetzt mein Innerstes offenbaren? Ich schlucke. Will ich das? Ich weiß ja nicht. Ich betrachte meinen linken Daumennagel. Schiebe mit dem rechten Daumen die dünne Nagelhaut darauf etwas nach hinten. „Weil mein Leben in den letzten Monaten ein bisschen durcheinandergeraten ist", sage ich schließlich. Die Nagelhaut ist jetzt ganz zurückgeschoben. Weiter geht nicht. Ich gucke von meinem Fingernagel ins Gesicht des Professors. Sanfte Augen sehen mich fragend an. Ich erzähle von der Erkrankung. Und bearbeite den nächsten Fingernagel. Er macht sich ein paar Notizen. Vielleicht sollte ich das Knibbeln an den Nägeln hier lieber lassen? Ich erzähle von der Chemo, der Bestrahlung. Dann mache ich eine Pause. Er guckt mich an. Ich gucke wieder auf meinen Nagel. „Und weil meine

Beziehung in der Zeit zerbrochen ist", sage ich. Guter Satz, denke ich. Kein „Weil mein Freund mich verlassen hat – der Arsch". Klänge zu sehr nach Opfer. Und Opfer sein, sich als Opfer fühlen, ist in Gegenwart von Psychologen nicht gefragt, so viel habe ich in den paar Stündchen bei der Psychoonkologin schon mitbekommen. Selbst wenn es sich grad so anfühlt.

So schnell kommen die mir hier nicht auf die Schliche, denke ich, und komme mir besonders schlau vor. Sich besonders schlau vorkommen ist vermutlich nicht besonders schlau, wenn man einem alten, versierten Psychologen-Prof gegenübersitzt. Der blickt mich gerade mit sorgenvollen Augen an. „Ist die Beziehung an der Erkrankung zerbrochen?" „Nun", sage ich und schlucke, „ein Knackpunkt war schon immer, dass er sehr wenig Zeit hatte." „Ja, ja, Geld oder Liebe", sagt Professor Kohlheber und lächelt traurig. Überrascht sehe ich ihn an. Von Geld hatte ich doch gar nichts erwähnt. „Hm", sage ich. Er sagt nichts. „Eigentlich müsste ich doch wütend sein", sage ich leise. „Oder ihn doof finden." Ich betrachte wieder meinen Fingernagel. „Und?" Ich schüttele den Kopf. In meiner Kehle bildet sich ein Kloß. „Ja, ja", sagt Professor Kohlheber traurig. „Die Liebe ist eine Himmelsmacht." Er sagt das nicht ironisch, nicht überheblich. Es klingt wie eine Feststellung. Ein bisschen traurig. Ich nicke unsicher. Er sieht mich an, und ich fühle mich verstanden. Bislang hatte ich bei Freunden, Familie, Psychoonkologin immer den Eindruck, sie erwarteten von mir, dass ich wütend und sauer bin. Dass ich den Freund nie mehr sehen will und es nicht in Ordnung ist, mich nach ihm zu sehnen, ihn zu vermissen und ihn herbeizuwünschen. Hier, in dem schokobraunen, muffinweichen Sessel des Psycho-Profs fühle ich mich zum ersten Mal geborgen. Hier darf ich einfach nur traurig sein. Die Liebe ist eine Himmelsmacht. Einer meiner Mundwinkel lächelt traurig.

„Und Ihr Job?" „Der langweilt mich zu Tode." Der Prof lächelt mich traurig an. „Das ist aber schade." O Mist! Ich habe tatsächlich „zu Tode langweilen" gesagt. Bin ich jetzt suizidgefährdet?

Es dauert nicht lange, und tatsächlich stellt der sanfte Psycho-Prof mir bald diese Frage. Ich zucke mit der Schulter. Erzähle ihm von meiner Zugfahrt, der Rückfahrt von Holland. Von den bevorstehenden Wechseljahren, meinem Kinderwunsch. „Statt Kinderwagen werd ich wohl bald eine Gehhilfe vor mir herschieben", versuche ich mich in Galgenhumor. Der Professor lächelt nicht. „Jetzt gehen Sie erst mal zum Abendessen", sagt er.

Nach dem Essen sitze ich mit Markus, dem anderen Neuankömmling aus der Ankunftshalle, auf der Terrasse. Laue Sommernacht. Überall sitzen kleine Grüppchen zusammen. Es ist seltsam leise. Willi setzt sich zu uns. Er redet sofort drauflos: „I bin ja net so der Typ, der net drüber rede tut. I bin ja mehr so der Typ, der viel erzähle tut." Ah. Markus und ich grinsen uns an. Gut, dass er das sagt. Wär uns sonst gar nicht aufgefallen. Markus sitzt direkt neben ihm. Kein Entkommen. Ich sitze neben Martin, schaue in den Sternenhimmel, höre mit einem Ohr dem Schwäbeln von Willi zu und verkneife mir das Grinsen. Komisch, denke ich. Was für gestandene Männer, die da draußen sicher alle top funktionieren, sich hier innerhalb von ein paar Minuten die intimsten Sachen erzählen. Dem Willi ist der Vatter gestorben, seine Mutter ist damit nicht klargekommen und nun auch inner Klinik – und nun weiß der Willi nicht, wer sich drum kümmert. „Mei Problem isch halt ..." Er nuschelt etwas auf Schwäbisch – ich verstehe kein Wort. Ein paar Meter weiter sitzen Mia und Ella und reden – klingt alles sehr nach tiefsinnigen Gesprächen. Keiner lacht. Darf man hier auch einfach albern sein? Willi redet noch immer. Über seine Mutter. Warum er nicht länger hier sein kann als sechs Wochen. Über seinen Bruder. „Des isch a richtiger Psychopath." Er redet und redet, und mir klingeln die Ohren. Ich schaue mich um. Ziemlich viele gutaussehende Männer rennen hier rum. Sind die alle verrückt? „Mei Problem isch, dass i in allem a Problem seh", nuschelt der Willi gerade. „Alles isch plötzlich a Problem. I seh alles negativ." Martin erzählt ihm, dass es Methoden gebe, mit denen man das in den Griff bekommen könne. Deswegen sei er ja jetzt hier, das werde schon wieder. „Weischt", sagt der Willi, der sich nicht beruhigen lassen will, „weischt, i seh in allem a Problem." Ich sitze neben den beiden, höre zu und kann nichts anderes denken als: „Also, ich hätt da zwei, drei Probleme für dich. Welches willste?"

Während der Martin dem Willi geduldig immer noch und immer wieder erläutert, dass man für dessen Problem mit den Problemen Methoden finden könne, setzt Jan sich zu uns. Er grinst mich an. Wir starren schweigend in den Sternenhimmel. Martin sagt grade: „Des isch, wo man hier lernd." „Wunderbar, dieses Schwäbisch", flüstere ich Jan zu. Der grinst. „Des isch koi Schwäbisch, des isch Alemannisch." Entsetzt gucke ich ihn an. Da prustet er los.

Als ich wieder auf meinem Zimmer bin, liegt ein Zettel mit der Hausordnung auf meinem Tisch. „No sex. No drugs. No Rock'n'Roll" steht da drauf. Zumindest sinngemäß. Draußen läutet eine Kirchturmglocke. Ich blicke aus dem Fenster. Schwarzer Himmel, weiße Wolken. Mann o Mann! Wo bin ich hier gelandet? Krude Mischung aus Schullandheim, Klappse und Klinik.

Ich schnappe mir mein Handy und tippe eine SMS. „Wie schnell kannst du hier sein?" „Schatzchen, das ist zu fruh! Erstes Tag kneifen geht nicht!"

Brötchen schmieren

Nach Blutabnahme, Blutdruckmessen und Wiegen geht es am Morgen zum Frühstück in den Speisesaal. Die Tische sind gedeckt, ich muss mich nur irgendwo dazu setzen. Irgendwo? Plötzlich bin ich gehemmt. Ich such ein bekanntes Gesicht. Vergeblich. Doch anders als im Schullandheim. Ich kann mich ja schlecht irgendwo hinhocken und sagen: „Hallo, ich bin die Sonja, und wer seid ihr, und warum seid ihr hier, und was macht ihr heute so? Einzelgespräch? Gruppentherapie? Oder Angstbewältigungsgruppe?" Ratlos stehe ich am Samo-war, lasse seeeehr, seeeehr langsam das Teewasser in die Kanne fließen. Dabei blicke ich mich um. Da, ein bekanntes Gesicht, der Typ hatte mich doch gestern irgendwann mal angegrinst. Der ist jetzt fällig. Hatte der mir seinen Namen gesagt? Wie hieß der denn noch gleich? Ich weiß es nicht. Ich balanciere mein Teekännchen an seinen Tisch. „Guten Mor-gen! Kann ich mich zu euch setzen?" Er grinst mich an: „Ja, klar." „Wir hatten uns ja gestern schon mal gesehen", sage ich. Er grinst immer noch und ich frage: „Und, hattest du mir dei-nen Namen verraten?" Autsch! Wie dämlich ist das denn?! Es wär ja wohl eher an dir, sich vorzustellen, schimpfe ich mich. Er antwortet: „Nein." Na bravo. Das ist ja ein toller Start. Nun denn, er sagt seinen Namen, den ich sofort wieder vergesse, ich sage meinen, sehe erwartungsvoll in die anderen Gesichter, sie sagen auch ihre Namen, die ich ebenfalls sofort wieder vergesse. Ich suche erst mal das Weite beziehungsweise die Brötchen. Als ich mich wieder an den Tisch setze, herrscht Schweigen. Ich konzentriere mich aufs Brötchenschmieren. Die anderen sehen mich an. Ich schmiere mein Brötchen. Keiner sagt was. So ein schön geschmiertes Brötchen hatte ich schon lange nicht mehr. Es sagt immer noch keiner etwas. Was soll ich sagen? Ich versuche mich zu erinnern, was ich in ähnlichen Situationen in meinem Leben gesagt habe. Vergeblich. Mein Hirn findet keine ähnliche Situation. „Und? Warum seid ihr hier?", verbietet sich ja wohl von selbst. Ebenso wie: „Und – was macht ihr hier so?" „Wie gefällt es euch hier?" kann man wohl auch nicht so gut fragen. Ich denke an einen Sommerurlaub mit einer Reisegruppe, vor ein paar Jahren. Da waren auch nur unbekannte Gesichter am Frühstückstisch. Aber das dort stets angebrachte „Und – was habt ihr heut vor?" wär ja wohl ebenfalls ein bisschen fehl am Platz. Analytische Körpertherapie oder eine Runde Töpfern in der Gestaltungstherapie? Stumm betrachte ich mein wunderbar geschmiertes Brötchen. Endlich sagt der Typ zu meiner Linken: „Bist du gestern angekommen?" Am liebsten möchte ich ihm dafür um den Hals fallen! „Ja", sage ich. „Und du?", setze ich zaghaft hinzu, „Seit wann bist du da?" „Seit drei Wochen." Schweigen. Na, das läuft ja super! Tolles Gespräch. Wenn die alle so beredt sind, wird das ja sicher doch nicht so schrecklich in der Gruppentherapie.

„Was für ein Regen", starte ich einen letzten verzweifelten Versuch. „Ja. Ganz schöner Regen", ist die Antwort. Gut. Dann eben nicht. Ich kann mein Brötchen auch schweigend essen. Ist sowieso gesünder. Verschluckt man sich nicht so. Der grinsende Typ grinst weiter und sagt: „Hoffentlich spült es die Erdbeeren nicht weg, die ich gestern bei der Gartentherapie gepflanzt hab." Nun verschlucke ich mich doch. Muss mich wohl noch daran gewöhnen, dass mir hier völlig fremde Menschen gegenübersitzen und von „meiner Therapie" erzählen.

Philip setzt sich zu uns. Groß, blond, Anfang vierzig, blaues Polohemd über weißem Langarm-T-Shirt. Er ist mir gleich sympathisch. Er guckt verschlafen aus der Wäsche, nuschelt „Moin" und braucht erst mal 'nen Kaffee. Sandra und Uli kommen an den Tisch, stellen ihre Teller ab und setzen sich mir gegenüber. Sie stellen sich vor, Sandra ist Ende dreißig, hat einen blonden Pferdeschwanz und schwäbelt ordentlich. Uli, Mitte vierzig, braungebrannt, gelockte Haare, sportlich, setzt sich neben Sandra und sagt: „Wir gehören aber nicht zusammen!" Ah ja. Gut. Wär mir zwar auch relativ egal gewesen, musste aber wohl mal gesagt werden. Ich gucke irritiert und hole mir noch einen Tee. Plötzlich fließt das Gespräch munter vor sich hin. Sandra zeigt ihre neuen Schuhe und erzählt von ihrem gestrigen Schuhkauf. Sie war in der Schweiz, die Klinik liegt in der Nähe der Grenze. Da könne man super Schuhe kaufen, schwärmt sie. „Eigentlich kann man in der Schweiz ja gar nicht so gut einkaufen", murmelt Uli. „Is so teuer. Eigentlich kommen die Schweizer doch nach Deutschland, um einzukaufen." Das ist das Stichwort für Sandra, lang und breit zu erklären, warum die Schuhe gut und ihr Geld wert und überhaupt die tollsten Schuhe auf der Welt sind. Und dass sie vor allem auch deshalb so toll seien, weil sie in Größe 37 sonst so schwer nur Schuhe finde. In so klein seien Schuhe in Deutschland fast nicht zu bekommen und überhaupt schrecklich teuer. Levke, eine hübsche Dunkelhaarige Anfang oder Mitte dreißig, die sich inzwischen rechts neben mich gesetzt hat, nickt eifrig. Ja, ja, für Schuhe kaufen müsse man fast einen Kredit aufnehmen. Und für Winterstiefel könne man ohnehin fast einen Kleinwagen kaufen. Winterstiefel? Kleinwagen? Wo zum Teufel gehen die denn einkaufen? Und was für Schuhe? Prada? Gucci? „Na, das kommt vielleicht auch ein bisschen auf die Schuhe an, die du dir kaufst", will ich gerade sagen, schlucke den Satz aber lieber mit dem nächsten Bissen herunter. Wer weiß, ob die hier Humor haben und so eine flapsige Bemerkung entspannt aufnehmen. Ich muss es mir ja nicht gleich beim ersten Frühstück mit jemandem verscherzen.

„Ich nehm den Gaul"

„Nicht was wir erleben, sondern wie wir es empfinden, macht unser Schicksal aus: Nimm es als Vergnügen und es ist Vergnügen, nimm es als Qual und es ist Qual (Sokrates)", steht auf einem weißen Zettel, der zwischen bunten Postkarten an der Wand des Arztzimmers hängt, in dem ich gerade auf die Ärztin warte.

Auch hier in der Klinik: gründliche Gesundheitschecks. Ist halt doch eine Klinik und kein Hotel. Auf dem Weg zum Arztzimmer ist mir eine junge Frau begegnet, die ganz offensichtlich eine Essstörung hat. Eine andere stand vor dem Pflanzentopf in der Empfangshalle und hat mit der Yucca-Palme geredet. „Mannmannmann", dachte ich mir. „Was bin ich froh, dass ich ein ‚richtiges' Problem habe. Krebs geht mit etwas Glück wenigstens wieder weg. Vielleicht bin ich überhaupt die Einzige hier mit einem echten Problem? Oder: Vielleicht habe ich im Vergleich zu vielen Patienten hier einfach auch überhaupt gar kein wirkliches Problem?" Plötzlich fällt mir Willi wieder ein.

Ich blicke wieder auf die Postkarten, etwas weiter oben hängt noch ein weißer Zettel. Gerade als ich mich vorbeugen will, um ihn zu lesen, geht die Tür auf. Frau Doktor Setterer kommt herein. Unter dem Arm trägt sie eine große Mappe, vermutlich meine Patienten-Akte. Was da wohl über mich drinsteht? Gründliche Untersuchung, alles gut, alles normal. Bis auf das bisschen Krebs bin ich pumperlgsund. Ich soll Sport machen, viel an die frische Luft, bekomme Massagen und einen Termin beim Augenarzt: Die Tabletten der Krebstherapie, die ich in den kommenden Jahren nehmen soll, können die Augen belasten. Außerdem will sie mir noch andere Tabletten verschreiben. Gegen Depressionen. Ich will keine Tabletten. „Ich will ein Fahrrad. Fahrrad fahren hat bei mir schon immer geholfen." „Fahrrad fahren ist in der Klinik verboten." „Wieso?" „Wegen der Tabletten. Die könnten die Verkehrstauglichkeit einschränken." „Wenn ich aber gar keine Tabletten nehme?", frage ich mit meinem charmantesten Lächeln. „Wir möchten aber gerne, dass Sie die Tabletten nehmen", lächelt sie ebenso charmant zurück. „Es sind ganz leichte Antidepressiva." „Ich möchte aber nicht." „Warum nicht?" „Wer soll denn bitte Depressionen haben, wenn nicht ich?" Die Ärztin guckt mich überrascht an. „Mein Leben steht auf dem Kopf. Ich hatte Krebs, mein Freund ist weg, es ist alles ein großes Durcheinander. Wer darf denn bitte depressiv sein, wenn nicht ich?", rede ich mich in Rage. „Mit der Chemo, der Bestrahlung und tausend Pillen hier und da habe ich meinen Körper in den letzten Monaten doch eh schon zu einer Chemiefabrik gemacht – das muss doch irgendwann mal aufhören. Ich bin doch kein Versuchskaninchen der Pharmaindustrie. Und ich möchte raus, radfahren, an der frischen Luft." „Okay." Die Ärztin schiebt den Rezeptblock zur Seite und gibt sich geschlagen. „Wir versuchen es ohne. Aber das mit dem Rad hängen Sie bitte nicht an die große Glocke!" „Versprochen!" „Tragen Sie einen Helm beim Radfahren?" Ich schüttele den Kopf. „Ich fahre sowieso nur durch den Wald, versprochen." Lachend verdreht die Ärztin die Augen. „Das möchte ich lieber gar nicht wissen."

Sie sieht mich ernst an. „Wo stecken Sie all die schrecklichen Erlebnisse der vergangenen Monate hin? Wie haben Sie die Diagnose bisher verarbeitet, die Zeit im Krankenhaus und die Chemo, die Bestrahlungen?" „Ich halt mich am Liebeskummer fest." Sie guckt mich fragend an. „Liebeskummer kann ich", erkläre ich und grinse schief. „Das habe ich schon einmal überlebt." Frau Setterer schmunzelt. „Der Prinz kommt!" „Der Prinz?" Ich muss grinsen. „Erst gestern habe ich auf einer Postkarte den Spruch gelesen: ‚Scheiß auf den Prinzen, ich nehm den Gaul!' Vielleicht sollte die auch hier an der Wand hängen." Sie lacht. „Der Prinz kommt. Er ist schon da."

Beim Abschied fällt mein Blick wieder auf die Postkartenwand und die zwei weißen Zettel. Beim Gehen kann ich auch den zweiten Spruch lesen: „Es ist ein Gesetz im Leben. Wenn sich eine Tür vor uns schließt, öffnet sich dafür eine andere. Die Tragik ist jedoch, dass man meistens nach der geschlossenen Tür blickt und die geöffnete nicht beachtet (André Gide)". Die Ärztin folgt meinem Blick. Sie nickt mir aufmunternd zu und begleitet mich quer durch den Raum zur Tür. Sie legt die Hand auf den Türgriff, lächelt mich an und sagt: „Meine Mutter hatte früher immer eine Flasche Himbeersirup im Schrank. Davon bekam ich einen Löffel – bei Halsweh und an schlechten Tagen. Das half beim Warten auf bessere Zeiten." Sie lächelt mich an und öffnet mir die Tür. Ich zucke mit den Schultern, schüttele leicht den Kopf und denke traurig an den Freund. Ich will keinen Prinzen. Meine Sehnsucht hat einen Namen. Zwei Schritte weiter pralle ich mit Jan zusammen, der gerade um die Ecke biegt. „Hoppla!", lacht der mich an. „Alles klar?" Gedankenverloren nicke ich ihm zu. „Ich muss Himbeersirup kaufen", antworte ich und lasse ihn stehen.

Schuld und Rahmschnitzel

„Du bist selbst schuld an deinem Krebs!", brüllt eine Frau mich an. „Wie bitte?" Verdattert gucke ich sie an. Wir sitzen in der Gruppentherapie, die Attacke kommt aus heiterem Himmel. Hilfesuchend blicke ich von ihr zur Therapeutin, die diese Sitzung leitet. Aber von Leiten kann im Moment keine Rede sein: Sie sitzt stumm auf ihrem Stuhl und sieht überrascht zu, wie ihr die Fäden entgleiten. Okay. Dann muss ich mich wohl selbst wehren. Aber noch bevor ich etwas sagen kann, geht es schon weiter: „Du hast negative Gedanken gehabt, du hast die falschen Sachen gedacht", poltert sie. „Du kennst mich doch gar nicht", werfe ich schwach ein. „Du hast gar keine Ahnung, was ich denke" „Ist doch klar. Du hast mit negativen Gedanken mikrobiologische Prozesse in deinem Körper ausgelöst. Und die haben den Krebs verursacht!" Ich bin so verdattert, dass ich sie nur anstarre. Mein Mund steht offen. „Quatsch!", sage ich irgendwann leise, mehr zu mir selbst. „Nix Quatsch!", donnert sie wieder auf mich ein. „So war es. Genau so! Du bist so ignorant! Du siehst es ja nicht mal jetzt ein! Sei froh, dass dir das mal jemand sagt." Ich sitze da wie festgenagelt, presse meinen Rücken an die Stuhllehne, kann mich nicht rühren. Sie rückt unterdessen auf ihrem Stuhl bis an die Kante vor, beugt sich in meine Richtung, streckt den Arm aus und deutet mit dem Finger auf mich. „Du!", donnert sie wieder, während ihr Zeigefinger mich zu erdolchen droht, „du bist selbst schuld an deinem Krebs." „ICH BIN NICHT SCHULD AN MEINEM KREBS!", brülle ich plötzlich los, stürze aus dem Raum und schlage wütend die Tür hinter mir zu. Weg hier! Vor mir die Treppe, das Treppengeländer, weiße Gitterstäbe kommen auf mich zu. Ich klammere mich daran fest und sinke zu Boden. Meine Beine sacken weg, ich höre einen Aufschrei, der mich schaudern lässt. Ein Ton, wie von einem verwundeten Tier auf der Schlachtbank. Kam der von mir?, frage ich mich verwundert. Halb Schrei, halb Schluchzen hallt er noch durch den langen, dunklen Flur. Türen werden aufgerissen, ich klammere mich am Geländer fest. Einer der Chefärzte stürzt die Treppe herauf. Auf einmal sind sehr viele Leute um mich, helfen mir auf, reden auf mich ein, helfen mir wieder auf die Beine. Der Chefarzt nimmt mich mit in sein Sprechzimmer, setzt mich auf den Stuhl, drückt mir ein Glas Wasser in die Hand und sieht mich an. „Was ist passiert?"

Stockend erzähle ich. Noch immer bin ich wie gelähmt. Irgendwann brechen Wut und Verzweiflung aus mir heraus, und ich fange an, hemmungslos zu heulen.

„Es ist ungerecht, es ist so ungerecht", schluchze ich. Der Arzt schiebt mir eine Packung Kleenex-Tücher zu, sieht mich bekümmert an und nickt. „Ja", sagt er leise. „Das ist es." „Was", schluchze ich, „was, wenn doch etwas dran ist?" Der Arzt zieht die Augenbrauen hoch, seine Brille rutscht vor. „Meinen Sie das jetzt ernst?" „Ich weiß es ja nicht. Ich weiß es doch nicht", heule ich weiter. „Was, wenn es Unsinn ist und trotzdem stimmt? Was, wenn ich etwas falsch gemacht habe? Wenn ich falsch gedacht, gefühlt, gelebt habe? Und ich weiß ja nicht, was genau ich falsch gemacht habe – und vielleicht mache ich es wieder falsch und dann bekomme ich vielleicht wieder Krebs?" Ich schniefe. Der Arzt schiebt die Kleenex-Packung näher. Seine Augenbrauen wandern noch etwas höher, seine Brille rutscht noch etwas tiefer. „Jetzt hören Sie mir mal gut zu: Krebs kriegt man nicht vom Denken! Das ist Unsinn. Wer das erzählt, ist dumm! Der ist nicht nur perfide, der hat auch leider gar keine Ahnung von Medizin. Es ist nicht alles psychosomatisch. Krebs ist eine schwere Erkrankung mit multikausalen Ursachen. Sie betrifft den gesamten menschlichen Organismus, und der ist ein hochkomplexes System. Es ist seit Jahren wissenschaftlich einwandfrei erwiesen: Krebs hat weder direkt noch indirekt etwas mit Ihrem Gemütszustand oder Ihrem Charakter zu tun."

„Woher wollen Sie das wissen? Vielleicht ist es nur noch nicht erforscht? Sie sind doch gar kein Onkologe", schluchze ich weiter. Der Arzt blickt mich an. Ist er jetzt beleidigt? Mir auch egal. Ich schniefe. Er glättet seine Stirn und schiebt die Brille zurück. „Nein", sagt er sanft. „Aber ich bin ein Psychologe. Und ich kann Ihnen ganz klar sagen: Es gibt keine Krebspersönlichkeit. Es gibt sie einfach nicht. Dieser Unsinn hält sich zwar hartnäckig seit Jahren – aber selbst wenn es sie gäbe: Sie sind mit Sicherheit keine!" „Wieso nicht?" „Niemals! Keine Chance!" Überrascht schaue ich auf. „Nicht? Sie kennen mich doch gar nicht. Also von vorher." „Sie sind weder introvertiert, noch unterdrücken Sie Ihre Gefühle. Sie wirken selbst jetzt nicht besonders hilflos und können sehr wohl selbstbestimmt handeln." „Hm", mache ich. „Nicht mal die indirekten Risikofaktoren wie Rauchen, Alkohol, Übergewicht, falsche Ernährung und Bewegungsmangel treffen bei Ihnen zu." Stimmt. Ich nicke. Vielleicht hätte ich rauchen und saufen sollen, dann hätte ich jetzt zumindest einen Anhaltspunkt.

„Ich fühle mich aber grad ganz hilflos und kein bisschen selbstbestimmt", sage ich leise. „Sie sind gerade in einer verdammt schwierigen Lebenssituation. Und das, was Sie jetzt am wenigsten gebrauchen können, sind Schuldzuweisungen und Vorwürfe von außen." Ich nicke. „Die Diagnose Krebs ist für jeden niederschmetternd. Und Krebs macht Angst. Auch Ihrer Umgebung." Ich nicke wieder. Und schlucke. „Sie meinen, die Suche nach dem Grund ist sinnlos?" „Sie werden ihn nicht finden." Ja, vielleicht ist es leichter, dem Kranken die Schuld zuzuweisen, als den Krebs einfach zu akzeptieren, denke ich. „Natürlich stellt sich die Frage nach dem ‚Warum?' jedem Krebskranken. Genauso wie jedem anderen, der eine schlimme Krankheit oder furchtbare Erlebnisse zu ertragen hat. Es gibt nicht auf alles eine Antwort." Freundlich blickt er mich an. „Aber es gibt jetzt gleich Mittagessen!"

Ich gucke aus dem Fenster. Ich will noch kein Mittagessen. „Hören Sie auf damit, sich zu quälen. Sonst kommen zu Ihrem Leid noch Selbstvorwürfe. Dieses Denken unterstellt ja, dass Sie nicht nur selbst schuld an Ihrer Erkrankung sind, sondern auch, dass Sie Ihre Genesung vollständig selbst in der Hand hätten. Wir wissen beide, dass das nicht so ist." Er beugt sich vor und schiebt die Brille zurück. „Wer Krebs hat, braucht Therapie, Trost und Zuwendung – keine Schuldzuweisungen. Es reicht nicht, sich anzustrengen, um keinen Krebs zu bekommen." Draußen fliegt ein Spatz vorbei. „Warum nicht?" „Gesundheit ist keine Leistung. Und Krankheit kein Scheitern. Sie haben nicht versagt. Sie hatten einfach Pech." Pech? „Es gibt kein richtiges und kein falsches Denken. Das ist Unsinn!" „Aber sie hat es doch gesagt, und sie ist ja nicht die Einzige. Es gibt ja auch andere, die Vorträge halten über solche Sachen." „Größenwahn!" Der Arzt lehnt sich zurück.

„Größenwahn?", frage ich unsicher. „Größenwahn! Alle diejenigen, die meinen, die Menschen hätten es letztlich selbst in der Hand, was das Leben ihnen beschert, bräuchten nur mal einen Tag in der Haut eines anderen zu stecken. Einen Tag im Leben eines Krebskranken, eines Flüchtlings, eines Missbrauchsopfers. Dann würde ihnen dieses dumme, arrogante Geschwätz und ihre herablassende Ignoranz vor dem Schicksal, vor dem Leben, schnell vergehen. Es gibt kein falsches Denken! Ebenso wenig, wie es richtige und falsche Gefühle gibt. Es gibt kein falsches Leben. Hören Sie auf damit!" „Aber ich muss doch wissen, wo der Krebs herkam!" „Wieso?" „Damit er nicht wiederkommt." Sanft schüttelt er den Kopf. „Ich habe irgendwo gelesen, dass man in den zwei bis fünf Jahren vor einer Krebsdiagnose oft ein einschneidendes Erlebnis hatte." Der Arzt runzelt wieder die Stirn. „Natürlich ist es leicht und naheliegend, in der eigenen Biographie auf Spurensuche zu gehen. Und irgendetwas werden Sie immer finden, bei jedem Menschen. Warum bekommen die nicht alle Krebs?" Ich zucke die Schultern. „Ich sag es Ihnen. Es ist ganz einfach." Der Arzt beugt sich vor: „Krebs ist ungerecht." Er sieht mich eindringlich an. „Er ist einfach ungerecht. Und ungerecht ist auch das ‚Victim Blaming', das Beschuldigen der Erkrankten. Schuldzuweisungen helfen Ihnen nicht dabei, Mut zu fassen und Ihre Lebensfreude wiederzufinden. Das ist jetzt aber bitter nötig. Was Ihnen heute hier in der Gruppentherapie passiert ist, kann Ihnen auch anderswo, in Ihrem Alltag passieren." Erschrocken gucke ich ihn an. Da gibt es eigentlich nicht so viele Irre wie hier, denke ich. „Sie haben jetzt neue Schwächen. Sie brauchen jetzt auch neue Stärken." „Was meinen Sie?" „Sollte Ihnen noch einmal jemand erzählen, Sie seien selbst schuld an Ihrer Erkrankung, gibt es zwei

Möglichkeiten: Entweder Sie lassen ihn auf der Stelle stehen. Oder Sie zerreißen ihn in der Luft." Ich muss ein bisschen grinsen. Vor meinem inneren Auge zerrreiße ich die Patientin aus der Gruppensitzung in der Luft. Als Konfettiregen rieselt sie in tausend Stücken herab, und ich puste sie aus dem Fenster. Der Arzt guckt mich ernst an: „Die Wut über solch dummes Geschwätz schlucken Sie nicht herunter", trägt er mir auf. „Das müssen Sie mir versprechen – das wäre mit Sicherheit nicht gesund. Die Wut muss raus! Und die laden Sie da ab, wo sie hingehört, bei dem, der Ihnen diesen perfiden Unsinn erzählt." Ich nicke. „Okay. Versprochen." Er begleitet mich zur Tür. „Ich glaube, es gibt Rahmschnitzel zu Mittag", sagt er. „Die sind ziemlich gut hier!" Bevor er die Tür öffnet, gibt er mir noch einen Satz mit auf den Weg, der mir auch Jahr später noch Trost und Halt gibt: „Auch glückliche Menschen kriegen Krebs."

Auf dem Weg zum Speisesaal fängt Jan mich ab. Er sitzt auf einem Sessel im Foyer und deutet auf den freien Platz neben sich. „Ich habe gehört, was passiert ist. Bist du okay?" Ich nicke. Bin immer noch verwirrt. Ich setze mich und betrachte nachdenklich den Teppichboden. „Sieht aber nicht so aus", sagt Jan. „Warum wird man krank?" Er zuckt mit den Schultern. „Jeder kann einen Tumor bekommen. Heute, morgen oder übermorgen. Dem ist es völlig wurscht, was du gestern gedacht hast." „Meinste?" „Hundert Prozent!" Mit hängenden Schultern schlurft ein Patient an uns vorbei in Richtung Speisesaal. Wir gucken ihm nach. „Sonst müssten die Depressiven hier ja alle einen Tumor haben – und die könnten gleich eine Onkologie angliedern." „In einem Buch habe ich gelesen, Frauen bekämen Brustkrebs, weil sie sich und das Frau-Sein zu wenig liebten." „Warum hat dann nicht jede Frau mit Bulimie auch zwangsläufig Brustkrebs? Das wäre nach dieser Logik doch unvermeidbar." „Ich weiß es doch nicht! Letztens hat mich schon mal jemand gefragt: ,Was hast du denn falsch gemacht, dass du Krebs bekommen hast?'" „Was hast du gesagt?" „Nichts. Ich hab nur überlegt, ob ich ihm meinen Kaffee übern Kopf schütte oder ihn doch lieber vors Schienbein trete." Jan grinst. „Hättste mal!" „Vielleicht wär das doch ein bisschen überreagiert." „Na hör mal!", sagt Jan. „Nur weil du deine Verletzlichkeit nicht auf dem Silbertablett vor dir herträgst, heißt das doch nicht, dass jeder auf dir herumtrampeln darf!"

„Das ist halt meine größte Angst, dass ich was falsch gemacht habe", sage ich leise. Unsicher gucke ich Jan an. Jetzt fange ich auch schon an, hier in der Sitzecke zwischen den Yucca-Palmen, kurz vor dem Rahmschnitzel, mein Innerstes zu präsentieren. „Wir haben das andere Leben nicht gelebt", sagt Jan nachdenklich. „Wie?" „Vielleicht hättest du dann keinen Krebs, wärst aber schon vor zehn Jahren vor einen Laster gerannt." „Hm." Stimmt. Wir denken immer, die Hätte-ich-doch-lieber-oder-wäre-ich-doch-besser-Alternative sei der Königsweg bei unserer Qual. Dass diese möglicherweise viel schrecklicheren Szenarien bergen, denken wir nie. Komisch eigentlich. Nachdenklich gucke ich aus dem Fenster. Vielleicht kann man ja auch einfach denken, dass die jetzige Situation immer der bestmögliche Weg ist, den unser Leben nehmen konnte. Dem Leben vertrauen, dass das, was ist, so wie es ist, gut ist. Egal, ob uns das jetzt gerade passt oder nicht oder unseren Träumen und Wünschen entspricht. Und versuchen, das Beste daraus machen. Nicht immer nach einer anderen, vielleicht besseren Option schielen. „Hör auf damit, dir Vorwürfe zu machen. Das ist Unsinn!" „Meinste?" „Ja. Du hast wahrlich genug an der Backe. Du musst dich nicht auch noch um die Ängste der anderen kümmern!" „Die Ängste der anderen?" „Na, die projizieren doch auf dich ihre eigene Angst, bloß nicht selbst erwischt zu werden. Und wenn du selbst schuld bist, brauchen sie sich weder um sich selbst zu sorgen, noch um dich zu kümmern." Da ist wohl was dran. „Meine Großmutter war die entspannteste und glücklichste Frau, die ich je kennengelernt habe. Sie hat so was von in sich geruht – das kann man sich gar nicht vorstellen. Die hat Darmkrebs bekommen. Aber sie hat nie nach dem ‚Warum' gefragt. Das ist irgendwie auch so eine Modeerscheinung unserer Zeit, dass man für alles eine Erklärung, einen Grund haben muss." „Meinste?" „Früher wurden die Menschen einfach krank und sind gestorben. Das war einfach so. Da hat sich doch keiner hingestellt und gesagt: Der ist selbst schuld! Das hätte sich mal einer trauen sollen. Dem hätte meine Oma aber ordentlich eins mit der Bratpfanne übergezogen." Ich muss grinsen. „Meine Omas hatten auch beide Brustkrebs. Waren aber schon über achtzig beide." „Und?" „Keine Ahnung. Brust ab, ratzfatz, Bestrahlung, weiterleben." „Siehste! Geht auch." „Ja, geht auch!" „Sometimes you can't change and you can't choose". „Hm". „Aber jetzt hast du die Wahl." „Hä?" „Rahmschnitzel oder Grünkernbratling?" Wir grinsen uns an und machen uns auf den Weg zum Speisesaal.

Einmal Wechseljahre und zurück

„Uiuiui – die ist aber wirklich groß." Mit großen Augen blickt die Krankenschwester auf die Spritze, die sie in der Hand hält. Dann blickt sie auf meinen Bauch. Der liegt ausgestreckt vor ihr. Ich sehe meinen kleinen Bauch und die Riesenspritze.

„Sieht ganz schön futuristisch aus." „Die hat ein Sicherungs-system mit einer Sprungfeder", erklärt die Krankenschwester. „Und keine Spitze? Oder kommt die da rausgeschossen?" „Da ist noch die Kappe drauf. Gucken Sie lieber nicht hin", sagt die Krankenschwester. „Das wollen Sie gar nicht so genau sehen." Sie zieht die Kappe ab. Ich gucke natürlich doch ganz genau hin: Die Kanüle ist so dick wie eine Kugelschreibermine. Ich schlucke. Mir kommt sie vor wie ein Gabelzinken. Je länger ich sie angucke, desto größer wird sie. Die soll in meinen Bauch? Inzwischen ist sie so groß wie der Gabelzinken einer Mistgabel. Skeptisch gucke ich auf die Kanüle, dann auf mei-nen Bauch, dann auf die Krankenschwester. Die nickt. Sie presst die Lippen zusammen. Ganz wohl scheint ihr auch nicht zu sein. „Ich glaube, ich habe Angst", sage ich. Die Kran-kenschwester guckt auf meinen flachen Bauch, dann auf die dicke Spritze, fast habe ich den Eindruck, sie möchte sagen: „Ich auch!" Sie sagt aber nichts. Sie fummelt an der Spritze herum, zieht ein rotes Plastikstück ab, liest sich nochmal die Gebrauchsanweisung durch und tritt dann an meine Liege. „Wird es wehtun?" Sie tupft mit einem Wattebausch auf mei-nem Bauch herum. „Bisschen mehr Speck wär schon gut", sagt sie und kneift in meinen nicht vorhandenen Bauch. Ich kneife die Augen zusammen, halte die Luft an und presse ein „Oh, oh, oh – ahh" durch die Lippen. „Ich hab noch gar nicht angefangen." Ich blinzle durch das linke Auge. Tatsächlich, sie hält die Spritze noch immer in der Hand. Mist. Also mache ich beide Augen wieder auf. „Jetzt atmen Sie erst mal wieder, sonst brauchen wir gleich auch noch ein Sauerstoffzelt." Also atme ich. Sie beugt sich über mich und rammt mir die Spritze in den Bauch. „Ahh!", schreie ich. Dann drückt sie ab. Und das tut dann wirklich richtig weh. In der Spritze steckt ein Implantat, das schiebt sich durch die Kanüle in meinen Bauch. Dort soll es sich in den kommenden Wochen auflösen. In einem Monat wird es ersetzt. Im Laufe der kommenden Monate lerne ich: Je schneller die Spritze gedrückt wird, umso besser, umso weniger schmerzhaft. Geschwindigkeit ist alles. Irgendwann höre ich ein lautes Klicken. Die Schwester zieht die Kanüle wieder aus meinem Bauch. Wir gucken uns an. Ganz offensichtlich sind wir beide erleichtert. „War es schlimm?", fragt mich die Krankenschwester. „Ja", sage ich. „Und für Sie?" „Auch. Ein bisschen wie Piercing. Wie oft kriegen Sie die?" „Alle 28 Tage." Sie zieht hörbar die Luft ein. „Und wie lange?" „Keine Ahnung. Die nächsten paar Jahre auf jeden Fall. Fünf oder sieben oder so." „Uiuiui." „Ich dachte, ich fang mal mit einem Jahr an – weiter kann ich eh nicht denken." „Hm", macht die Krankenschwester und klebt mir ein dickes Pflaster auf den Bauch. „Gönnen Sie sich was Schönes." Zum Abschied klopft sie mir auf die Schulter. „Das braucht wirklich kein Mensch."

Ich setze mich in den Garten. Die Einstichstelle tut weh. Schützend lege ich die Hand darauf. Die Sonne scheint mir ins Gesicht. Ich schließe die Augen. Das war der erste Schritt. Die Spritze senkt den Hormonhaushalt in meinem Körper, sie versetzt mich in die Wechseljahre. Da der Tumor hormonabhängig war und sich sozusagen von meinen Hormonen ernährte, soll ihm auf diese Weise vollends die Nahrung entzogen werden: Anti-Hormon-Therapie. Ich werde künstlich alt gemacht. Zusätzlich soll ich von heute an jeden Tag eine Tablette nehmen. Die wiederum wirkt – so habe ich es zumindest verstanden – dann besonders gut, wenn man in den Wechseljahren ist.

Ich könnte sie jetzt gleich einwerfen. Dann hätte ich es hinter mir. Oder doch noch etwas warten? Nach dem Abendessen geht ja auch noch. Vielleicht vor dem Schlafengehen. Ich warte lieber noch ein bisschen. Ich bin feige. Ich habe Angst vor dem, was Spritze und Tablette in meinem Körper bewirken werden. Wie wird mein Körper sich verändern? Werde ich mich verändern? Hitzewellen, Gewichtszunahme, Stimmungsschwankungen, Depressionen, Wassereinlagerungen, Knochen- und Gelenkschmerzen sowie Osteoporose seien zu erwarten, haben die Ärzte mir gesagt. Keine schönen Aussichten. Wechseljahre mit 37. Das hatte ich mir auch anders vorgestellt. Vor einem Jahr hatte ich noch gehofft, ich würde bald einen Kinderwagen vor mir herschieben – nun kann ich mir vermutlich bald 'ne Gehhilfe besorgen. Werde ich Falten bekommen? Wasser in den Beinen? Werde ich fett? Schlabbrig? Wie wird mein Köper aussehen, der denkt, er sei alt? Wie werde ich sein, wenn die Medikamente mich in den Körper einer alten Frau katapultieren? Sind Männer mir dann egal? Gucken mich dann nur noch Achtzigjährige an? Werde ich bald zum Seniorentanztee gehen? Ich hab das so alles nicht bestellt, da bin ich ganz sicher.

Während ich trübsinnig vor mich hinstarre, tritt Jan zu mir. „Und, hast du es hinter dir?" „Hm." „Wie war's?" „Doof." „Tablette auch?" „Nee. Die hab ich auf heute Abend verschoben." „Ich hab was für dich." Er reicht mir eine Tafel Rittersport. „Damit du nach jeder fiesen Tablette schnell noch was Süßes hinterher hast." „Wow! Danke!" „Ist Nougat. Die hilft immer." Ich lächle ihn an. Mein Blick fällt auf seinen Ehering. „Mit dir hat deine Frau aber einen echten Joker gezogen." „Hm", macht er und zieht eine Schnute. Ich grinse etwas schief und gucke auf die Tafel Schokolade. „Dann mal auf zu den achtzehn Kilo Übergewicht!" „Was?" „Ich hab ein bisschen gegoogelt … In so Foren hab ich von mehreren Frauen gelesen, die alle total fett geworden sind von denselben Medikamenten. Ein paar haben achtzehn Kilo zugenommen! Achtzehn Kilo! Stell dir das mal vor!" Ich hole Luft und puste die Backen auf. „Lieber nicht!", lacht Jan. „Vielleicht musst du ja nicht jeden Abend 'ne ganze Tafel essen." Wir lachen uns an.

Irgendwann stehe ich in meinem Zimmer vorm Spiegel. Ich versuche, mir jede Falte einzuprägen. Nicht, dass ich mir morgen früh einbilde, sie seien schon über Nacht mehr geworden. Ich betrachte die Tablettenschachtel. Ziehe den Beipackzettel heraus und stopfe ihn ungelesen in die hinterste Ecke meines Schrankes. Ich will lieber gar nicht so genau wissen, was da alles draufsteht. Sonst kriege ich das womöglich noch alles. Dann halte ich den weißen Verpackungsstreifen in der Hand. „Los jetzt, stell dich nicht so an!", sage ich zu mir selbst. „Es wird dich schon nicht die erste Tablette von jetzt auf gleich ins Greisenalter katapultieren!" Ich gucke in den Spiegel – und sehe mein Gesicht im Zeitraffer altern. Erst schrumpelt die Haut um die Augen, dann um den Mund, die Stirn, im Nullkommanix bin ich runzelig. Aus dem Spiegel blickt mich eine Achtzigjährige an. „Na, du machst ja Sachen", lache ich mein Spiegelbild an. „Dabei habe ich die Tablette doch noch gar nicht genommen!" Mein Spiegelbild zwinkert mir zu, bevor es sich wieder in den glatten Ist-Zustand verwandelt. „Ist ja auch nicht für immer!", sage ich halblaut. Nur ein paar Jahre. Und egal, wie's kommt, ich werd einfach eine coole Olle, beschließe ich. „Hauptsache, ich werd überhaupt oll und runzelig!" Vielleicht wird es ja auch ganz nett, wenn demnächst knackige Vierzigjährige in der U-Bahn für mich Platz machen

und ich sagen kann: ‚Lassen Sie mal, ich bin jünger als Sie.‘"
Dann drücke ich endlich die erste Tablette aus der Verpackung. Ich halte sie in der Hand und gucke sie an. Also, auf geht's: einmal Wechseljahre und zurück. „Bitte, liebe Tablette", sage ich zu der kleinen weißen Pille in meiner Hand, „mach mich gesund! Mach deinen Job in jeder Zelle meines Körpers und heile mich. Danke!" Irgendwo hatte ich gelesen, das soll helfen, den Widerwillen zu überwinden. Ähnlich wie die blauen Putzerfischchen. Ich lege mir die Tablette auf die Zunge, nehme einen großen Schluck Wasser, schlucke, strecke die Zunge wieder raus: Die Tablette liegt noch immer da. Völlig unbeeindruckt. „Na, hör mal! So hatten wir aber nicht gewettet." Langsam breitet sich ein bitterer Geschmack in meinem Mund aus. Zum Lutschen sind die Dinger offenbar nicht gedacht. Noch ein Versuch. Diesmal kippe ich ein ganzes Glas Wasser hinterher. Es klappt. Uff.

Erschöpft setze ich mich auf die Bettkante. Das mit der Nougatschokolade war eine glänzende Idee. Ich lege mich auf mein Bett und schiebe mir ein Stück in den Mund. Hmm – süß und klebrig. Herrlich! Noch eins. Und noch eins … und … bis zu den achtzehn Kilo ist es ja sicher noch weit …

Als ich am nächsten Morgen aufwache, taste ich in mein Gesicht. Fühlt sich noch glatt an. Keine Falten über Nacht. Nur auf meinem Bauch ist etwas komisch. Mit meinen Fingern greife ich – in die Schokolade. Ich bin tatsächlich mit der Schokolade auf dem Bauch eingeschlafen. Nougatschokolade überall. Auf dem Bett, im Bett, überall. Wie zum Teufel soll ich das der Putzfrau erklären?

8. Das ganz normale Leben leben

Engel im Schnee

Routine-Untersuchung beim Professor. Ultraschall. Stirnrunzeln. Der Schnauzbart zuckt. Der Ultraschall zeigt ihm etwas in meinem Unterleib, was da nicht hingehört. Operation. Schon wieder? Der ganze Film nochmal? Der Professor ist zuversichtlich, nichts Schlimmes. „Aber ganz sicher weiß man es erst …" Es hilft nichts. Der nächste freie OP-Termin ist meiner. Diese Eile macht mich etwas nervös. Ich versuche meine Angst in Schach zu halten. Nach der Operation eine Nacht im Krankenhaus, abends kommen meine Schwester und eine Freundin zu Besuch, wir lassen uns Pizza an mein Krankenbett liefern und schieben die Sorgen beiseite.

Dann heißt es warten. Mal wieder. Die Zeit wird zu Kaugummi. Irgendwann naht das Wochenende – nur mit Glück werde das Ergebnis noch vorher da sein, hatte man mir gesagt. Und nur mit noch mehr Glück wird die diensthabende Ärztin tatsächlich Zeit finden, mich noch vor dem Wochenende zu informieren. Immerhin darf ich nach Hause. Da fällt mir ziemlich schnell die Decke auf den Kopf. Ich muss raus hier! Ich gehe durch den Park. Brauche frische Luft. Gedankenverloren stapfe ich über die verschneiten Wege. Plötzlich klingelt mein Handy. Ich angele es aus meiner Jackentasche. Mit Handschuhen geht das ziemlich schlecht. Ich sehe die Nummer: das Krankenhaus. Mit den Zähnen ziehe ich mir die Handschuhe von den Fingern. „Hallo?" „Hallo! Ich rufe Sie nur kurz an wegen der Untersuchungsergebnisse!" „Ja?" „Ja, es ist alles in Ordnung! Das wollte ich Ihnen nur schnell sagen! Schönes Wochenende!" Alles in Ordnung. Alles in Ordnung. Alles in Ordnung. Ein Kloß in meiner Kehle, Tränen in meinen Augen. Es ist alles in Ordnung! Ich lege den Kopf in den Nacken, atme die frische Luft, spüre, wie sie kalt in meine Lungen strömt, sehe den klaren blauen Winterhimmel. Die Sonne scheint. Es ist alles in Ordnung! Lächelnd lasse ich mich auf die verschneite Wiese hinter mir fallen. Ich breite Arme und Beine aus und mache einen Engel in den Schnee.

Im Himmel

Ich schlendere über die Kirmes. Es riecht nach Zuckerwatte, gebrannten Mandeln. Ich setze mich in die Gondel eines Riesenrads. Mit dem Finger zeichne ich eine Sonne auf die Scheibe. Lehne meine Stirn an die kühle Scheibe. Die Gondel schwebt langsam noch oben. Unter mir die Achterbahn, die Rummelbuden, die Menschen werden klein wie Ameisen. Das Riesenrad bleibt stehen. Die Gondel baumelt im Himmel. Die Sonne blitzt durch die Wolken. Das Riesenrad steht still. Ich bin ganz oben. Meine Gondel im Zenit. Ich schaue in den Himmel. Kein Flugzeug in Sicht. In weiter Ferne nur ein paar Kondensstreifen. Mein Gesicht spiegelt sich in der Scheibe. Es lächelt.

Der Prinz vor meiner Tür

Ich gieße die Blumen auf meinem Balkon. Mein Blick fällt nach unten. Auf der gegenüberliegenden Straßenseite steht ein junger Mann. Ein ziemlich gut aussehender junger Mann. Wow! Schicke Sonnenbrille. Er kippelt mit den Füßen auf der Bordsteinkante. Ganz offensichtlich wartet er auf irgendetwas oder irgendjemanden. Ich gieße meine Blumen, gucke, gieße weiter und gucke noch ein bisschen. Er guckt auch. Erst zu mir, dann verlegen zur Seite. Irgendwann schließe ich dann doch das

Fenster. Dann guck ich noch mal. Er steht immer noch da. Und guckt. Ob ich noch mal die Blumen gieße? „Rapunzel, lass dein Haar herunter", wird er ja angesichts meines immer noch raspelkurzen Haarschnitts kaum rufen. Mach lieber hinne, schließlich willst du losfahren, ermahne ich mich. Ich packe noch schnell die letzten Sachen zusammen, schnappe mir eine Reisetasche und bringe sie ins Auto. Ich öffne die Haustür – der Typ steht immer noch da. Verlegen grinst er mich an. Ich grinse zurück, gehe zum Auto, stelle die Tasche in den Wagen, gehe noch einmal zurück und frage: „Bist du der Prinz?" „Hä?" „Bist du der Prinz?" „Was'n für'n Prinz?", fragt er. „Na, der, der vor meiner Haustür steht und auf mich wartet", grinse ich. Er guckt mich ziemlich verständnislos an. „Nee. Ääh – nee, ich äh – ich, ich bin der Dirk", sagt der Dirk. Inzwischen hat er sich wieder gefasst, lacht und reicht mir die Hand. „Ich, äh – ich, ich bin vom Sozialdienst und warte auf meine Kollegin, die bei euch im Haus eine Patientin versorgt." „Ach so, na denn – schade", sage ich. Und stelle erstaunt fest, dass sein leichter Dialekt so gar nicht zu seinem fabelhaften Äußeren passen will. Er nimmt seine Sonnenbrille ab. Huch, denke ich jetzt. Die hättste auch mal besser aufgelassen! Fest steht: Vom Balkon aus hat er mir deutlich besser gefallen. „Aber – äh, wart mal – äh, wollen wir mal, äh – 'nen Kaffee …? Oder so …? Ich – ich weiß allerdings grad meine Handynummer nicht. Sonst könntest du mich mal anrufen – oder äh – ein Eis oder so? Aber vielleicht gibst du mir deine?" „Nein, das geht leider nicht", sage ich. Die habe ich nämlich leider auch gerade ganz spontan vergessen und leider, leider muss ich dann jetzt doch wirklich ganz, ganz dringend zu meinem Wochenendtrip aufbrechen. Das, so viel steht fest, ist nicht mein Prinz. Auch wenn er noch so schön vor meiner Haustür stand.

Feiern, dass es mir so gut geht

Heute vor zwei Jahren habe ich die erste Chemo bekommen. Zwei Jahre ist das schon her. Zwei Jahre ist das *erst* her. Wahnsinn! Nach der Wiedereingliederung im Job gehe ich inzwischen längst wieder arbeiten. Zwei Jahre später – und es geht mir gut. Zwei Jahre später, das heißt, der Krebs ist zwei Jahre nicht zurückgekommen. Hatte ich nicht mal irgendwo gehört, die ersten zwei Jahre seien die kritischsten? Dass der Krebs, wenn er zurückkommt, am häufigsten in den ersten beiden Jahren zurückkehrt? Wenn zwei Jahre ohne Rezidiv vorüber sind, sei das ein sehr, sehr gutes Zeichen. Eigentlich habe ich heute frei und könnte den Tag genießen. Statt mich zu freuen, fühle ich mich elend. „Das heißt ja alles nicht, dass er überhaupt nie wiederkommt!", quält es in mir. In meinem Kopf läuft: „Heute vor zwei Jahren habe ich um diese Zeit das und dann das gemacht." Alles kommt wieder hoch. Ich sehe mich in Gedanken ins Krankenhaus fahren, den Chemoraum betreten … So geht das nicht! Wenn ich heute allein zu Hause bleibe, läuft dieser Film den ganzen Tag in meinem Kopf, und mir fällt die Decke auf den Kopf. Sie hängt schon bedrohlich tief. Ich krabble aus dem Bett und rufe im Büro an: „Ich will heute nicht frei haben, ich will lieber arbeiten kommen!" Es ist höchste Zeit, den Spieß umzudrehen! Darum flitze ich, bevor ich in die Redaktion fahre, noch schnell zum Supermarkt, werfe Lebkuchen, Dominosteine, Stollen und Spekulatius in rauen Mengen, Sekt und Orangensaft in den Einkaufswagen. Statt mich zu grämen, dass es mir vor zwei Jahren so schlecht ging, will ich heute lieber mit den Kollegen feiern, dass es mir nun wieder so gut geht! Als ich nach der Mittagskonferenz das Wort ergreife, den Anlass für die vielen Süßigkeiten und den kleinen Umtrunk erläutere, verhasple ich mich und sage: „Und darum gibt es jetzt Sekts und Kekse." Es klingt tatsächlich wie „Sex und Kekse". Die Freude ist natürlich groß, das Gelächter auch.

Ein paar Spekulatius später kommt Jörg auf mich zu. „Also, was ich dir noch mal sagen wollte ..." Oh!, denk ich und ziehe innerlich schon mal die Schutzmauer hoch. „Ja, Jörg", sage ich skeptisch und gehe tatsächlich einen Schritt zurück. Er guckt mich freundlich an und sieht wahrhaftig nicht aus, als wolle er mir Übles. Da geht es auch schon los: „Also, das Gute an deiner Krankheit ist ja ..." Ich gucke noch etwas skeptischer und mache innerlich auch noch die letzten Schotten dicht. Er macht eine Pause. Vielleicht irritiert ihn mein skeptischer Blick doch und bewegt ihn zu dem Einschub: „Also, wenn man überhaupt etwas Gutes daran finden kann." Mein „Jjjaaa" klingt warnend – aber leider wohl nicht warnend genug, denn er fährt fort: „Also, das Gute daran ist ja, dass du es überlebt hast." Hallo? „Ja. Manche liegen einfach auf einmal morgens tot im Bett!" Hat der Kerl sie noch alle? Mein Gesicht ist ein Fragezeichen. Der Ausdruck der Ungläubigkeit – ich fass es einfach nicht! Der merkt nicht mal, was er da sagt! – wird von ihm leider völlig falsch verstanden und motiviert ihn, weiter auszuführen: „Also, ein Bekannter von einem Bekannten von mir, der lag auf einmal morgens ..." „Lass gut sein" ist alles, was ich mir abringen kann, bevor ich ihn stehenlasse.

Karneval

Nachuntersuchung. Es ist alles in Ordnung. Dieses Mal war es nur das kleine Programm mit Ultraschall, beim nächsten Mal gibt es ein MRT. „Da sieht man aber auch jede Menge Schrott", warnt der Professor mich. Schrott? „Ja, Weltraumschrott. Ich sag immer, vor lauter Schrott sieht man den Satelliten nicht."

Bitte? „Ja, ja, jede Menge Schrott." Ich grinse. Der Professor sieht mich fragend an. „Als wenn ich Schrott in meinen wunderbaren Brüsten hätte!" Nun grinst er auch. „Und schon mal gar nicht, seit Sie darin aufgeräumt haben!" Nun lacht er und wird sogar ein bisschen rot.

Wir besprechen die weitere Therapie, ich frage, ob ich tatsächlich – wie von den Kollegen des Brustzentrums vor einigen Monaten in Aussicht gestellt – schon im Sommer mit den fiesen Spritzen aufhören könne, die ich monatlich bekomme. Die Aussicht auf das Verschwinden der Knochenschmerzen und eine Vielzahl der anderen lästigen Nebenwirkungen der Anti-Hormon-Therapie ist doch sehr verlockend! Der Professor blättert in meiner Akte. Er sieht mich sorgenvoll an. „Sie sind noch soo jung." Mir wird mulmig. „Nehmen Sie sie drei Jahre. Fünf muss nicht sein, aber zwei Jahre sind zu kurz. Nehmen Sie sie drei Jahre, dann haben Sie einen besseren Schutz." Schwupp! Da ist sie wieder: Tonnenschwer, groß und dunkel liegt die Angst in meinem Schoß. Sie drückt auf meinen Bauch und raubt mir die Luft zum Atmen. Scheiße. Der Krebs ist ein Gespenst, das nicht verschwindet. Mir ist schlecht. Und das liegt eher am Blick des Professors als an der Aussicht auf ein weiteres Jahr Knochenschmerzen. Es wird nie wieder alles so sein, wie es mal war. Ich kann das alles zwar versuchen zu verdrängen, aber auf die leichte Schulter nehmen und vergessen geht nicht. Wie schön, wenn jetzt jemand da wäre, um mich zu trösten. Der zu mir sagt: „Komm, das kriegst du jetzt auch noch hin. Dann warten wir eben einfach noch ein kleines Jährchen mit dem Kinderkriegen, machen uns bis dahin eine möglichst tolle Zeit und eine schöne Reise." Wo bleibt der Prinz mit seinem Gaul, auf dem wir dem Krebs davonreiten können?

Abends liege ich im Bett und heule. Die Aussicht auf ein paar jecke Tage lockt mich nach Düsseldorf. Es ist Karneval. Und vielleicht ist feiern gut. Am Donnerstag, Altweiber, fahre ich zu meiner Mutter ins Rheinland. Ich habe eigentlich keine Lust, vertraue aber darauf, dass die richtige Karnevalsstimmung noch kommt. Es ist kurz nach elf Uhr, ich fahre auf der A3 Richtung Köln und überlege, ob das hier alles eine gute Idee ist. Vielleicht hätte ich doch einfach in Frankfurt bleiben sollen. Oder Ski fahren! Ski fahren, das wär's gewesen! Menschenskind, mir ist echt überhaupt nicht nach Karneval. 11.11 Uhr. Ich schalte da Radio ein. „Jedes Johr em Winter, wenn et widder schneit, kütt dr Fastelovend, un mir sin all bereit", schallt mir das erste Karnevalslied entgegen. Ich singe leise mit. „Denn wenn et Trömmelche jeht".

De Räuber singen, und ich singe schon nach zwei Takten lauthals mit: „Dann stonn mer all parat! Kölle Alaaf, Alaaf, Kölle Alaaf!", brüllen wir gemeinsam. Das ist wohl doch genetisch! Um 11.09 Uhr noch null Bock auf Karneval – und um 11.12 Uhr schon Feuer und Flamme.

Abends ziehe ich mit Katja durch die Düsseldorfer Altstadt. Wir landen in einer Kneipe. Sie geht als Teufel, ich bin als Pirat verkleidet. Wir tanzen, lachen und haben Spaß. Ich stehe etwas erhöht auf einer hölzernen Sitzbank, die mir und einigen anderen als Tanzfläche dient. Katja tanzt vor mir und flirtet mit irgendwelchen Jungs. Ich singe und freue mich. Endlich mal wieder richtig Spaß haben. Meine Arme fliegen mit den anderen Armen in die Höhe, ich hüpfe, singe, tanze. Es ist großartig! Katja brüllt den Jungs, drei oder vier sind als eine Gruppe Ärzte verkleidet, beim Tanzen irgendetwas zu. Hab ich da gerade das Wort Krebs gehört? Ich hab ein komisches

Gefühl. Katja lacht und winkt mir zu. Ich bin ja schon völlig paranoid. Die Musik dröhnt, es ist laut, heiß und wunderbar. Wird Zeit, dass das endlich aufhört! Ich bin hier, um Spaß zu haben. Kein Mensch spricht hier von Krankheiten. Niemand interessiert sich hier heute Abend für das, was mir in den letzten zwei Jahren widerfahren ist – und das ist gut so! Mein Krebs ist kein Thema. Und genau so will ich es haben! Viel zu lange hab ich auf all diesen Spaß verzichtet. Ich gröle beim nächsten Lied lauthals mit. Einer der verkleideten Ärzte kommt auf mich zu, klopft mir auf die Schulter und sagt: „Super! Weiter so!" Tss. Was man sich alles so einbilden kann. Das Runzeln auf meiner Stirn wische ich weg.

Eine gute Stunde später tanzt Katja neben mir auf der Sitzbank. Neben ihr ein Cowboy. Die beiden flirten. Wow, der hätte mir auch gefallen. Ich grinse zu den beiden hinüber. Er nickt mir zu, kommt mir zwei Schritte entgegen und brüllt mir „Herzlichen Glückwunsch!" ins Ohr. Was? „Super! Herzlichen Glückwunsch." Bitte? Er geht wieder etwas zurück, Katja steht neben mir und lacht mich an. „Warum gratuliert der mir denn?" „Ich habe ihm gesagt, dass du heute Geburtstag hast." „Was? Warum das denn?" Ich schaue sie ungläubig an. „Er hat gefragt, warum du so gute Laune hast, ob du heute Geburtstag hast." Ich spüre ein Ziehen im Bauch. Das stimmt doch nicht. Da fragt doch nicht ein wildfremder Cowboy, ob ich heute Geburtstag habe, bloß weil ich vor guter Laune sprühe. Schließlich ist das hier kein Trauerzug, sondern eine Karnevalsparty. Da ist gute Laune Programm und kein Anlass für Nachfragen. Ich schaue sie skeptisch an. Sie erwidert: „Und da hab ich gesagt, es ist noch viel besser, du bist endlich krebsfrei."

Für mich ist es in diesem Moment totenstill. „Waaas??!! Sag mal, spinnst du???!!!", schreie ich sie an. All meine Die-Wutmuss-raus-predigenden Therapeuten wären stolz auf mich! Ich schäume über: „Was soll denn das? Hast du sie noch alle?? Was erzählst du hier wildfremden Menschen auf der Tanzfläche?" Der Cowboy verdrückt sich. Katja stottert: „Aber, aber … ich bin doch so stolz auf dich." Stolz? Auf mich? Ich bin ja nicht mal selber stolz auf mich! Stolz dürfen meine Mutter und meine Schwester sein. Menschen, die dabei waren, als es mir schlecht ging. Katja kannte ich zu dem Zeitpunkt noch gar nicht. Wie kann sie stolz auf mich sein? Ist das nur gedankenlos? Gedankenlos bohr ich vielleicht mal im Auto mit dem Finger in der Nase – aber wie kann man gedankenlos die Krankengeschichte seiner Freunde auf der Tanzfläche herumtröten? In mir zieht sich alles zusammen. Ich hab eher das Gefühl, sie wollte sich bei Cowboy & Co irgendwie interessant machen. „Ich wusste ja nicht, dass das für dich sooo ist", stammelt Katja gerade. „Ich weiß zwar nicht, was du damit meinst, dass es für mich ,sooo' ist – aber wie soll es denn anders für mich sein, wenn nicht ,sooo'?!", brülle ich weiter. Brüllen tut gut. Auch wenn ich inzwischen nicht mehr weiß, ob ich noch vor Wut brülle oder inzwischen doch eher, weil die Musik so laut ist. Egal. „Ich wollte dir damit ja hier jetzt kein Stigma aufdrücken. Ich finde es auch wichtig, dass die Leute mehr über solche Krankheiten wissen, und …" „Es ist aber verdammt noch mal nicht deine Aufgabe, hier wildfremden Menschen davon zu erzählen!", fahre ich sie an und drängele mich von der Tanzfläche – ich muss hier weg.

Hitzewellen und Heulkrämpfe

Ich sitze auf dem Rand meiner Badewanne und heule. In mir tobt ein Sturm. Das Blut saust mir mit doppelter Geschwindigkeit durch die Adern, die Knie brennen, der Finger pochen.

Meine Unterarme ziehen, als wollten sie in tausend Stücke springen, mein Bauch schmerzt, als marschierte eine Armee mit Speeren darin herum und zerstäche mir die Eingeweide. Ich stecke in diesem Körper und will hinaus! Alles ist wund. Alles brennt. Es zerreißt mich. Tränen strömen über mein Gesicht. Plötzlich durchflutet mich eine Hitze, als hätte die Speer-Stech-Armee ein Feuer in mir entfacht. Es lodert auf, überall gleichzeitig, mir bricht der Schweiß aus, ich reiße mir den Pulli vom Leib, das T-Shirt darunter, am liebsten risse ich mir auch den Körper vom Leib. Schweiß und Tränen überall. Eine weitere Hitzewelle überrollt mich.

Verzweifelt schluchze ich vor mich hin. Ich sollte doch glücklich sein! Ich muss doch! Jetzt, wo ich alles so gut überstanden habe. Ich muss doch meine Träume verwirklichen! Richtig leben! Fröhlich sein! Stattdessen schwebt ein großer roter Luftballon aus Frust und Unzufriedenheit, Kummer, Wut und schlechter Laune vor mir und verdeckt mir die Sicht. Ich fühle mich falsch und verdreht, unwohl und übellaunig. Traurig und frustriert, hilflos und sinnentleert. Meine Seele ist wund, sie brennt. Sie zerreißt mich.

Ich schniefe. Es ist ein Elend.

Was mache ich eigentlich hier? Du sitzt auf der Badewanne und heulst, antwortet mir meine innere Stimme. „Nein, ich meine überhaupt: in dieser Wohnung? In dieser Stadt? In diesem Leben?" Es ist deine Wohnung, es ist deine Stadt, es ist dein Leben. „NEIN! Das ist NICHT meine Stadt! Und das ist NICHT MEIN LEBEN." Doch. „Aber ich will das nicht! Ich will nicht in dieser Stadt leben! Ich will ans Meer! Ich will ans Wasser! Ich will nach Hamburg!" Ich will, ich will, ich will – du gehst mir auf die Nerven! Es gibt noch mehr Menschen, die nicht in der Stadt ihrer Träume leben und trotzdem glücklich sind! „Aber die sind nicht krank und allein!" Vielleicht doch?

In mir hüpfen tausend kleine Monster. Sie zetern und schreien alle durcheinander, sie plagen mich mit großer Wonne. Sie heißen: „Hätte ich doch …!", „Wäre ich doch besser …!", „Sollte ich nicht lieber …?", „Wäre ich doch bloß …", „Wenn ich nur …", „Ach, könnte ich doch …". Es ist eine riesige Familie mit unzähligen Verwandten, und die vermehren sich ständig. Alle vom Stamm „Was wäre, wenn". Eine große, unzufriedene Monsterfamilie, die in mir ihr Unwesen treibt und mich piesackt. Sie gucken in alle Fässer und Töpfe, finden jeden kleinen Zweifel, jede Unsicherheit, die ich irgendwo vergraben habe – und baden darin. Es ist eine Qual.

Vergeblich suche ich sie abzuschütteln, verzweifelt suche ich Schutz vor „Hätte ich doch schon vor Jahren diese Stadt verlassen", „Wäre ich doch besser schon vor zehn Jahren nach Hamburg gezogen" und „Sollte ich nicht lieber wieder zurück in meine Heimat gehen?". „Wenn ich doch nur mutiger wäre", „Wenn ich doch nur direkt nach dem Studium woanders hin gezogen wäre", „Wäre ich doch besser in meiner Heimat geblieben", „Hätte ich doch nur jemanden geheiratet und eine große Familie mit sieben Kindern und 'nem Hund." – Hätte-Wäre-Sollste-Könnste geben sich die Hand, tanzen Polka und strecken mir die Zunge raus. Sie lachen mich aus und feixen: „Wäre ich doch niemals krank geworden" springt in die Höhe, „Wenn ich nur nicht so allein wäre" jauchzt übermütig, „Ach, hätte ich doch eine eigene kleine Familie, Kinder, einen Hund" kreischt wild herum, „Hätte ich doch nur ein anderes Leben" überschlägt sich in der Luft, und triumphierend trompetet „Ach, könnte ich doch bloß zum Freund!" mir ins Ohr.

246

„STOPP!" brülle ich. Die Monster erstarren. „Sach ma! Ich glaub, es hackt!", brülle ich weiter. Die Monster weichen einen Schritt zurück. „Der Kerl hat sich verpisst, als es mir schlecht ging! Den will ich nicht zurück wollen!" Okay, okay, die Monster geben sich zerknirscht.

Wie fremdgesteuert bin ich denn? Das ist ja nicht zu fassen. Scheiß-Hormonspritzen. Ich fass es nicht. Es ist, als weist ein riesiges Brennglas auf ein paar wenige Baustellen in meinem Leben und lässt sie groß und übermächtig werden. Alles andere verschwindet. Jetzt heule ich diesem Kerl hinterher? Das geht ja gar nicht. Hat das jetzt echt einen ernsten Hintergrund, oder heule ich nur, weil ich heulen möchte? Ich starre auf die Badezimmerfliesen. Ich glaub, ich heule nur, weil ich heulen möchte. Weil *es* mich heulen lassen möchte. Vermutlich könnte ich auch wegen einer grünen Gurke heulen. Ich probier es aus: „Ohh, ohh, meine grüne Gurke!", schluchze ich leise. Dann etwas lauter: „Ohhoho, meine grüne, grüne Gurke." Tatsächlich! Es klappt! Tränen schießen aus meinen Augen. Unfassbar!

Ich bin eindeutig irre! „Bist du nicht", sage ich laut zu mir selber. „Dein Körper bekommt Hormone, das ist wie Achterbahn fahren. Und jetzt ist Schluss mit der Heulerei, wasch dir dein Gesicht und zieh dir ein Lächeln an!" Ich drehe den Wasserhahn auf und gehorche.

Und mache künftig bei jedem Spritzenkoller den Grüne-Gurken-Test. Wenn er funktioniert, weiß ich, dass ich mich selbst in den nächsten 48 Stunden vielleicht nicht ganz so ernst nehmen sollte. Dass ich keine lebensverändernden Entscheidungen treffe, besser auch keine Freunde, die ich vor den Kopf stoßen könnte, und weder die Hoffnung auf bessere Zeiten über Bord noch mein Leben vor einen Zug werfe.

Außerdem schließe ich mit den Monstern einen Pakt. Sie dürfen einmal im Monat kommen und mich darauf hinweisen, was mir in meinem Leben noch immer nicht passt, dann verschwinden sie wieder. Eines fernen Tages, an dem ich keine Spritzen und keine Tabletten mehr bekomme und mein Hormonhaushalt wieder im Gleichgewicht ist, dürfen sie wiederkommen und erneut Rabatz machen. Falls sie dann immer noch Zeter und Mordio brüllen, packe ich auf der Stelle meine Siebensachen, ziehe nach Hamburg, Amsterdam oder Timbuktu, lebe auf einem Hausboot, eröffne eine Strandbar und segele um die Welt.

Bis dahin mache ich nichts von alledem.

Höchstens einen Segelkurs.

Nach Saigon

Nach elfeinhalb Stunden Flug werde ich gleich in Saigon landen. Noch bin ich in der Luft, unter mir die Lichter irgendeiner Großstadt. Wie viele Länder wir überfliegen, wie viele Welten wir überqueren. Ich starre aus dem Fenster. Wie viele Menschen und Geschichten, da unter uns.

Das Flugzeug fliegt eine Kurve und setzt zum Sinkflug an. Gleich wird meine Schwester mich am Flughafen abholen. Seltsam, in einer Ankunftshalle am anderen Ende der Welt in ein vertrautes Gesicht zu blicken. Ein bisschen wie bei „Hase und Igel". Sie ist schon vorgeflogen, hat eine Rundreise gemacht. Mir hatte der Arzt das verboten. Zu groß war seine Sorge, mein Immunsystem könne noch nicht wieder ganz auf dem Damm sein, die fremden Viren und auch die nötigen Impfungen nicht vertragen. Gegen Saigon, Singapur und einen kurzen Inseltrip nach Indonesien hatte er nichts einzuwenden. Drei Bedingungen: „Mittelklassehotels – mindestens! Keine Backpacker-Absteigen und einen großen Bogen um Garküchen und eisgekühlte Getränke! Und: Die Spritze muss mit!"

Die Spritze muss mit. Verdammt. Ausfallen lassen geht nicht. Was tun? Wir suchen uns schon vor dem Abflug ein Krankenhaus, schreiben dem Chefarzt eine E-Mail. Kündigen uns und die Spritze an. Der rät, die Spritze unbedingt mitzubringen, da sie in Saigon trotz gegenteiliger Angaben des Herstellers unmöglich zu bekommen sei. Guter Tipp. Meine Bedenken, das Ding durch den Zoll zu kriegen, erweisen sich als völlig überflüssig. Überhaupt nicht überflüssig ist allerdings die fast in Vergessenheit geratene Hitliste der dümmsten Sprüche: Eine britische Ärztin soll mir die Spritze geben, sie liegt neben ihr. Vorher nimmt sie noch kurz meine Daten auf. Sie sitzt mit dem Rücken zu mir und tippt konzentriert meine Angaben in ihren PC. „Why do you need this syringe?" „I had breast cancer." „Ah – great!" Ich traue meinen Ohren nicht. Hat sie wirklich „Great!" gesagt? Ich starre meine Schwester an, die sitzt völlig verdattert neben mir. Sie guckt mich genauso perplex an wie ich sie. Die Ärztin tippt weiter munter auf der Tastatur herum. „No!", sage ich laut und sehr bestimmt. Die Ärztin dreht sich irritiert um und sieht mich fragend an. Fest sehe ich ihr in die Augen, als ich sage: „It was NOT great!"

Ihrer gestotterten Entschuldigung entnehme ich, dass sie mit dem „great" wohl den Abschluss der Aufnahmeformalitäten gemeint hat. Nach der Spritze werden wir uns einen echten vietnamesischen Kaffee in einem schicken Café gönnen und über die Ärztin und ihren Fauxpas schon wieder lachen können.

Ein paar Tage später werde ich in Mui Ne meine erste Kite-surf-Stunde nehmen. In Singapur werden wir im höchsten Riesenrad der Welt über die Stadt gondeln, im Infinity-Pool eines großartigen Hotels mit Blick auf die Skyline auf meinen 40. Geburtstag anstoßen, wir werden Freunde treffen, die jahrelang in Singapur lebten, durch die Stadt streifen und uns verborgene Ecken und Winkel zeigen lassen, mit ihnen nach Indonesien fahren, am perfektesten Strand der Welt in der Hängematte liegen, das Meer, die Muscheln und den Sternenhimmel bestaunen.

Das Flugzeug setzt zur Landung an.

Ein paar Stunden später stehe ich mit meiner Schwester an einer Straßenkreuzung in Saigon. Mopeds überall. Sie rasen rechts und links an uns vorbei, brettern über den Bürgersteig, hupen, wir springen zur Seite. Brüllender Lärm, stickige Hitze. „Und?", fragt die Schwester und sieht mich mit leuchtenden Augen an. „Wie isses?" „Es ist laut. Es ist heiß. Es stinkt. Und: Es ist wunderbar!" Wir strahlen uns an. Ich blicke auf die quirlige Straßenkreuzung. Pulsierendes Leben. Ich quelle über vor Glück. Saigon. Singapur. Indonesien. Vor mir liegen fünf Wochen Asien. Vor mir liegt eine wundervolle Reise.

Vor mir liegt – mein ganzes Leben.

Und?

„Und? Fühlst du dich jetzt nicht furchtbar stark?" Frederike ist am Telefon.

„Stark?"

„So, als könne dir nichts mehr etwas anhaben?"

„Nein."

„Nicht?"

„Nein. Ganz und gar nicht."

„Echt? Gar nicht? Wieso nicht?"

„Weiß nicht. Ich fühle mich verletzbar. Sehr verletzlich. Klein. Verwundbar."

„Hallo? Guck mal, was du geschafft hast! Keine Spur von Stolz? Mut? Lebensfreude?"

„Fehlanzeige!"

„Irgendwie großartig musst du dich doch fühlen. Glücklich!"

„Vielleicht ist Glück kein Zustand, sondern eine Entscheidung?"

„Hä?"

„Na ja, irgendwie …"

„Was? Irgendwas musst du doch fühlen, irgendwas Besonderes. Oder irgendwas gelernt haben."

„Ja. Schon."

„Was?"

„Klingt aber kitschig."

„Was?"

„Lach nicht."

„Jetzt sag schon!"

„Demut."

„Geht's auch weniger pathetisch?"

„Weniger pathetisch hatte ich wohl nur mal kurz ein bisschen Krebs."

Ende / Anfang

Die letzten Zeilen dieses Buches schreibe ich in Holland. Ich sitze vor einem winzig kleinen Häuschen mit nur zwei Zimmern und einer grotesk steilen Treppe. Mein Laptop steht vor mir auf dem Gartentisch, rotes Wachstuch mit weißen Tupfen. Die Sonne scheint mir ins Gesicht, vor mir erstreckt sich der Garten, die Hortensien blühen in allen Farben, Wein rankt an der Hecke, der Wind lässt die Blätter der Birke rascheln. Ab und zu streicht mir Spickey, die graubraun getigerte Katze um die Beine. Ab und zu hebe ich den Blick vom Bildschirm, schaue in den Garten, auf die Katze, in die Sonne – und kann mein Glück kaum fassen. So, genau so kann es bleiben!

Morgens und abends schreibe ich eifrig die letzten Kapitel, nachmittags radele ich ein paar Kilometer durch die Heidelandschaft bis zum Strand, lasse meinen Drachen steigen und mir die Sonne auf den Bauch scheinen. Glücklich lehne ich mich zurück und beobachte, wie der Himmel aufreißt.

Dank

Ich danke all denen, die in den dunklen Tagen bei mir blieben, denen, die für mich beteten, und allen voran dem, der diese Gebete erhörte.

Mein ganz besonderer Dank gilt meiner Mutter, für ihre Liebe und Fürsorge und die aufopfernde Betreuung während der Chemo. Meiner Schwester, für ihr „Da-sein", ihre geduldigen Erläuterungen und ihr Wissen, mit dem sie mir wieder und wieder die medizinischen Details erläutert hat. All den Krankenschwestern, medizinischen Assistentinnen Ärzten und Professoren, die mich mit ihrem ganzen Können, Sachverstand und Geduld begleitet haben. Dem schnauzbärtigen Professor, der mich operiert und nicht nur meine Brust verschönert, sondern auch mein Leben verlängert hat. Den Therapeuten in der Schwarzwald-Klinik, die mich aufgefangen und mir das Rüstzeug für einen neuen Lebensentwurf mit auf den Weg gegeben haben.

Meinem Freund Jochen und seiner Schulter-zum-Ausweinen, der mir immer wieder das kleine Glück zeigt und der mit unendlicher Geduld die Texte dieses Buches mit mir besprochen, umgebaut und zu jeder Tages- und Nachtzeit redigiert hat. Meiner Freundin Johanna, ohne deren Anrufe dieses Buch nicht halb so schön geworden wäre.

Meinem Schulfreund Christian, der mir den nötigen Schubs gab, als mein Schreiben ins Stocken geriet und seinem Kumpel Dietmar, der mir viele wertvolle Tipps gab und eine Tür öffnete.

Meiner Agentin Petra Hermanns, die für mich aus dem Nichts auftauchte und mich immer wieder so überzeugend zum Schreiben des Buches motivierte, dass aus der losen Sammlung einzelner Anekdoten tatsächlich ein Buch wurde.

Und last but not least: Helma, die mir in ihrem wundervollen inspirierenden kleinen Häuschen den Rückzug für den Endspurt ermöglichte.

Die Hitliste der dümmsten Sprüche

Platz 1:
„Also – für mich wär das nix!"

Platz 2:
„Ich weiß genau, wie du dich fühlst."

Platz 3:
„Also ich kenn Leute …!"

Platz 4:
„Meine Tante ist auch dran gestorben."

Platz 5:
„Sie haben Krebs? Wo denn?"

Platz 6:
„Das muss ja nicht das *a-b-s-o-l-u-t-e* Ende bedeuten."

Platz 7:
„Ich hatte Brustkrebs." „Ah – great!"

Platz 8:
„Du bist selbst schuld an deinem Krebs!"

Platz 9:
„Du hast kein Haar auf dem Kopf! Du siehst so scheiße aus!"

Platz 10:
…

Das Motto auf S. 5 ist die erste Strophe des Liedes
„*Es sind nicht immer die Lauten stark*"
von Konstantin Wecker.
Verlag und Autorin danken Herrn Konstantin Wecker
für die freundliche Genehmigung des Abdrucks.